Coachen van zelfsturende teams
Hoe doe je dat?

Coachen van zelfsturende teams
Hoe doe je dat?

Astrid Vermeer
Ben Wenting

BOHN STAFLEU VAN LOGHUM, HOUTEN

ISBN 978-90-368-2181-0 ISBN 978-90-368-2182-7 (eBook)

NUR 897, 807
Omslagontwerp en illustraties: Elly Hees, Utrecht
Basisontwerpbinnenwerk: Martin Majoor, Arnhem

Eerste druk, eerste tot en met derde oplage, Reed Business Education, Amsterdam 2013-2014
Eerste druk, vierde tot en met zesde oplage, Reed Business Information, Amsterdam 2015-2016
Tweede, ongewijzigde druk, Bohn Stafleu van Loghum, Houten 2018

Bohn Stafleu van Loghum
Walmolen 1
Postbus 246
3990 GA Houten
www.bsl.nl

Woord vooraf

De zelfsturende organisatie is een organisatievorm die pas de laatste jaren (weer) aandacht heeft gekregen. Buurtzorg Nederland is een thuiszorgorganisatie die in 2005 als een zelfsturende zorgorganisatie is opgezet. De vorm die in deze organisatie is gekozen, is vernieuwend omdat de organisatie geheel is opgebouwd vanuit het primaire proces, waardoor er veel managementlagen en beleidsafdelingen overbodig blijken te zijn. Het management stelt samen met de uitvoerende teams de kaders vast en de teams krijgen de ruimte om daarbinnen hun eigen werk te organiseren.

Waar teams in een hiërarchische organisatie direct door een teamleider of een manager worden ondersteund, wordt een zelfsturend team ondersteund door een teamcoach. Dat blijkt nodig te zijn omdat teamleden meestal niet opgeleid zijn om te werken in een zelfsturende organisatie en zij dat in de praktijk pas kunnen gaan leren. Er moeten vaardigheden worden ontwikkeld waardoor de teamleden goed kunnen overleggen over de inrichting c.q. organisatie van het team en het optimaal houden van de kwaliteit van het product of de dienst. Bovendien stelt het zelfsturingsconcept hoge eisen aan de onderlinge samenwerking. Het is hierbij belangrijk dat de teamleden dan terug kunnen vallen op een teamcoach die hen bij dit ontwikkelingsproces ondersteunt. De teamleden kunnen hem om hulp vragen en hij kan het team attent maken op en adviseren bij zaken die een goede teamontwikkeling bevorderen.

De afgelopen jaren hebben wij teamcoaches in verschillende organisaties opgeleid en wij hebben daarbij gebruikgemaakt van de door ons ontwikkelde Oplossingsgerichte

Interactie Methode (OIM®). Graag willen wij teamcoaches en leidinggevenden die (meer) willen gaan coachen laten kennismaken met deze stijl van coachen.

Op sommige punten zal deze aanpak misschien afwijken van wat doorgaans wordt onderwezen. Hopelijk betekent dat een aanvulling op uw huidige stijl van coachen.

Wij schreven eerder het boek *Zelfsturende teams in de praktijk* waarin wordt ingegaan op zaken die kunnen voorkomen in een zelfsturend team en de mogelijkheden die het team heeft om daarmee om te gaan.

In *Coachen van zelfsturende teams. Hoe doe je dat?* beschrijven we de positie van de teamcoach in de organisatie, de situaties waarmee hij in een zelfsturende organisatie geconfronteerd kan worden en de wijze waarop hij deze processen kan coachen.

Ook in dit boek kiezen wij voor een zeer praktische benadering met herkenbare voorbeelden die de coach zonder veel moeite kan omzetten naar zijn eigen praktijk.

De methodiek en de situaties die worden beschreven, zijn ontwikkeld door Ben Wenting en Astrid Vermeer in de afgelopen acht jaar dat zij zich met zelfsturende organisaties bezighouden. Ook in hiërarchische organisaties zijn wij al vanaf 1981 actief om leidinggevenden op te leiden en te trainen om hun teams meer te coachen.

Astrid Vermeer heeft uiteindelijk de teksten geschreven.

Wij willen Harm Jansen en Jorn Bruining (collega's werkzaam binnen ons instituut) graag bedanken voor het meelezen en voor de waardevolle adviezen die zij hebben gegeven.

Elk hoofdstuk in dit boek bestaat uit een aantal paragrafen die soms verband houden met elkaar, opeenvolgend zijn, en soms op zichzelf staan. Mocht u tijdens het coachen van uw teams situaties tegenkomen die moeilijk te hanteren zijn, en waarvoor dit boek geen handreikingen biedt, dan kunt u ons uw vraag per e-mail voorleggen.

Astrid Vermeer en Ben Wenting
(te bereiken via zelfsturing@ivs-opleidingen.nl)

Inhoud

1 **De zelfsturende organisatie en de coach** 11
De zelfsturende organisatie 13
Regelgeving afremmen 14
Het stellen van kaders 15
Informatiesysteem 16
Scholing 17
Zelfsturing en functiegroepen 18
Het management 18
De ondersteunende diensten 19
De teamleden 20
De teamcoach 21
Waarom coaching? 22
Plaats in de organisatie 22
Taken van de teamcoach 23
Kwaliteitsbewaking van de teamcoaching 25
Helpende eigenschappen bij het coachen 26
Abstraheren 27
Geduld 27
Onbevooroordeeld belangstelling hebben voor mensen 28
Eigenschappen die een coach in de weg kunnen zitten 28
De leiding nemen 29
Controlfreak 29
Pleaser 29
Wat is je 'span of coaching'? 30

2 **Coachingsmethodiek** 31
Bewust methodisch handelen 33
Oplossingsgericht 33
Bewuste keuzes en verantwoordelijkheid 35
Respect 36
Aan het werk met vijf aandachtspunten 37
Doel 38
Positie 39
Werkwijze 39
Omgangswijze 40
Tijd 40
De coach en de vijf aandachtspunten 40
Telkens een nieuw 'nu' 41
Interventietechnieken 42
De juiste vraag op het juiste moment 43
Innemen van standpunten 44
Vriendelijk, onbevooroordeeld confronteren 45
Omkeertechnieken 46
Rituele en doelgerichte communicatie 47
Concretiseren van vaag taalgebruik 48
Individuele benadering in groepen 50
Functionele stiltes 51
Invloed uitoefenen en effect op termijn 52
Overbodige en normerende reacties 54

3 **Adviesvaardigheden** 57
Mag je als coach eigenlijk wel adviseren? 58
Advies: middel of doel? 59
Wanneer geef je een advies? 60
Aandachtspunten bij het geven van adviezen 61
Straal zekerheid uit 61
Bescheidenheid 62
Meerdere adviezen 62

Je advies laten beoordelen 63
Rekening houden met de uitvoerbaarheid 64
Bereidheid het advies te laten voor wat het is 64
Ongevraagde adviezen gevraagd maken 65
Geef antwoord op vragen 65
Het beste advies 66
Zorg voor een goede energieverdeling 67

4 **Begeleiden van conflicten 71**
Wanneer spreken we van een conflict? 72
Wat zijn redenen om een conflict te hebben? 73
Waarom zijn conflicten lastig? 74
Herkennen van sluimerende conflicten 75
Escalatie van een conflict 78
De 'pijn' benoemen 79
Verbinden met de procedure 81
Overeenkomen van de werkwijze 81
Gezichtsverlies voorkomen 83
Partijdig of onpartijdig? 84
De pendelstrategie 86
De columbostrategie 88
De emoties lopen hoog op 90
Een patstelling, wat nu? 92
Conflicten die ondergronds gaan 93
Een deel van het team roept je hulp in 94
Vertrouwen in een teamlid opzeggen 94
Stappenplan 96
Verslaglegging 98

5 **Begeleiden van vergaderingen 101**
Het OIM® Vergadermodel 103
Vragen stellen in plaats van samenvatten 103
Agendapunten in de vorm van een vraag 103

Discussiëren op basis van voorstellen 104
Besluitvorming bij consensus 105
Afhandeling 105
Interesse 107
Meer vergaderstructuur, maar dan 'op maat' 108
Voorstellen en argumenten 109
Bezwaren omzetten in wensen 111
Consensus is een hele opgave 112
Er is geen consensus, wat nu? 114
Notulen 116
Alle teamleden aanwezig? 116
Afwezigen en besluitvorming 117

6 **Coachingssituaties 119**
Omgaan met 'lastige' mensen 120
Wat als je het team niet kunt helpen? 122
Evalueren van het coachingsproces 123
Zit ik wel op het goede spoor? 124
Chantage- en manipulatiegedrag 125
Individugericht versus teamgericht 127
Samenwerken of concurrentie tussen teams 129
Teambuilding 130
Ze willen een leidinggevende! 131
Het team wil dat de coach partij kiest 132
De coach en verzuim in het team 133
'Je hebt het niet van mij' 134
Ze vragen me niet terug 135
Privileges vanuit het verleden 137
Dreamteams 139
Het afronden van het gesprek 140

Bestellen van de aandachtskaarten 142

1

De zelfsturende organisatie en de coach

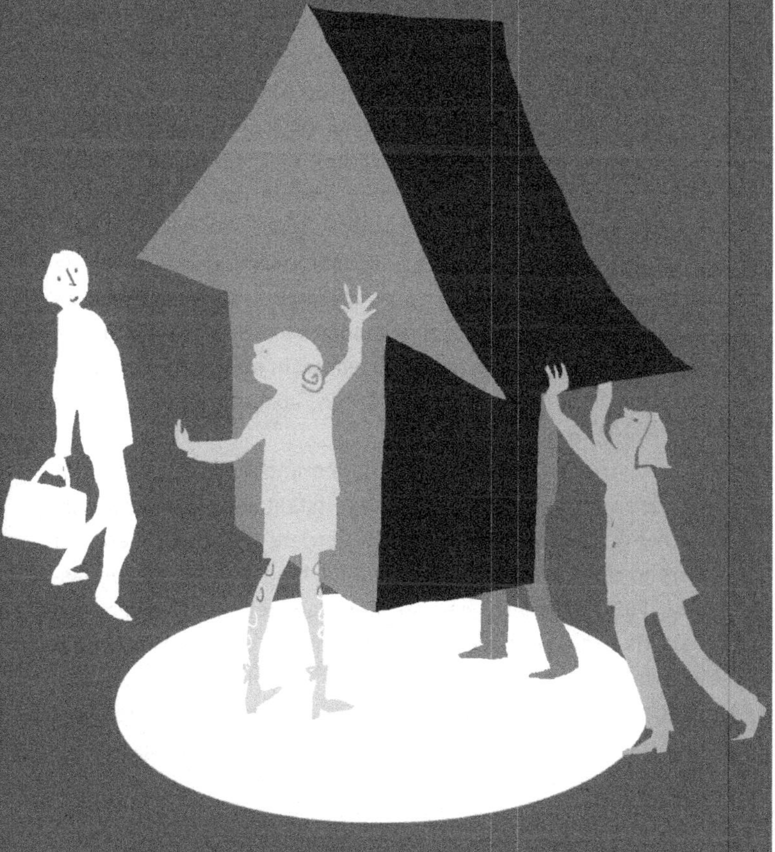

De functie van teamcoach in een zelfsturende organisatie kent geen rijke historie. Niet alleen de functie van de uitvoerders/professionals moet opnieuw worden gedefinieerd, maar ook die van degenen die de uitvoerders faciliteren. In een zelfsturende organisatie is het aansturen en controleren van teams, zoals dat gebruikelijk is, niet meer van toepassing.

De managers krijgen vooral taken als visieontwikkelaar; het ontwikkelen van kaders waarbinnen teams kunnen gaan werken. Ook zijn zij de formele werkgevers en zij hebben een rol in het opzetten van teams, bij aanstelling en ontslag. Daarnaast maken zij beleid voor teamoverstijgende zaken na overleg met de teams. In sommige organisaties zie je dat de manager naast zijn leidinggevende taken een coachende rol krijgt als ondersteuning voor de teams. In onze optiek verdient dat niet de voorkeur en de redenen daarvoor worden verder uitgewerkt in dit hoofdstuk.

In organisaties waar managementtaken losgekoppeld worden van de coachende taken ontstaat een nieuwe functie, namelijk die van teamcoach. Meerdere teams kunnen een beroep doen op eenzelfde teamcoach voor uitleg en toepassing van de kaders, het vertalen van het organisatiebeleid naar de praktische uitvoering, bij vragen over de samenstelling van het team en het oplossen van meningsverschillen. Daarnaast kan de coach het initiatief nemen om zaken aan de orde te stellen die goede teamprestaties in de weg staan.

Maar... hij neemt geen besluiten, dat is een bevoegdheid van het team.

Om een goed begrip te krijgen van de werkomgeving van de coach in een zelfsturende organisatie, lijkt het ons zinvol om eerst aan te geven hoe een dergelijke organisatie is opgebouwd en wat de visie is op gezagsverhoudingen, de rol van de beleidsafdelingen en de ondersteunende diensten. Daarna wordt de functie van coach in een zelfsturende organisatie verder uitgewerkt.

DE ZELFSTURENDE ORGANISATIE

In een zelfsturende organisatie is het primaire proces de leidende factor. Datgene waarvoor de organisatie is opgericht is bepalend voor welke zaken op welk niveau worden neergelegd.

Dat betekent dat degenen die de taak uitvoeren (de zorgverleners aan het bed, de dienstverleners aan het loket en de politieagenten op straat) aangeven wat zij nodig hebben van het management en de ondersteunende diensten om hun werk zo goed mogelijk uit te kunnen voeren. Het management bepaalt binnen welke kaders dat moet gebeuren.

De professionals voeren de primaire taak uit. Zij zijn in de regel gemotiveerd om dat *goed* te doen, en als zij kwalitatief voldoende zijn uitgerust en over de noodzakelijke hulpmiddelen beschikken zijn zij in staat hun werk goed uit te voeren. Het vertrouwen dat het management heeft in de professionals bepaalt grotendeels de mate van zelfsturing.

In een zelfsturende organisatie ligt de eindverantwoordelijkheid voor de te behalen resultaten bij de teams. De teams zijn verantwoordelijk en niet de individuele medewerker. Deze laatste legt verantwoording af aan het team; het team heeft de (zelf)controlerende taak gekregen.

Doordat het management een andere rol krijgt zijn er minder managers en minder leidinggevende echelons nodig. Meestal wordt het echelon dat direct leiding geeft aan de medewerkers overbodig. Hun taak was het controleren en aansturen van de medewerkers, maar als die taak bij het team ligt, is het al snel duidelijk dat deze functionarissen minder leidinggevende taken hoeven uit te voeren.

Soms is een organisatie dermate hiërarchisch opgebouwd dat ook het niveau daarboven overbodig wordt. Voor de manager kan de *span of control* in een zelfsturende organisatie dan ook veel groter zijn dan in een traditionele hiërarchie.

In een zelfsturende organisatie staat het primaire proces centraal. Het management stelt de kaders vast waarbinnen de teams kunnen werken. Ondersteunende diensten en teamcoaches faciliteren de teams.

REGELGEVING AFREMMEN

Een van de redenen waarom er in een hiërarchie zo veel regels zijn is het verlangen naar uniformiteit. Als je wilt dat iedereen hetzelfde doet, en je wilt dat ook controleren, worden er in de loop van de tijd steeds meer regels bedacht om te voorkomen dat medewerkers buiten de regels om gaan werken. Vervolgens heb je dan weer regels nodig om de regels te controleren en op een gegeven moment is het volkomen duister wat het nut van sommige regels is. Tegelijkertijd wordt het je niet in dank afgenomen wanneer je die regels ter discussie stelt.

In de zelfsturende organisatie maken teams hun eigen regels binnen de grenzen die worden gesteld. Teams hebben dan juist de mogelijkheid om met minimale regelgeving hun taken uit te voeren. In de praktijk zie je vaak dat elk team zijn eigen specifieke kenmerken heeft. In de zorg bepaalt de patiëntencategorie welke taken een team heeft. In een ziekenhuis zullen op een kinderafdeling de regels anders zijn dan op een afdeling voor hart- en vaatziekten, waar vooral oudere patiënten verblijven. In de thuiszorg werkt het team in wijk A, waar veel allochtonen wonen, waarschijnlijk met andere regels dan het team in wijk B, waar overwegend oudere autochtonen wonen. De frustratie bij medewerkers in organisaties met overdadige regelgeving is vaak dat veel regels niet van toepassing zijn in hun specifieke situatie. Men wringt zich in allerlei bochten om er toch aan te kunnen voldoen omdat er meestal ook sancties staan op het niet naleven van de regels. Of men houdt zich er gewoon niet aan en praat daar verder niet over!

Naast het ongemak van werken in een omgeving met niet ter zake doende regels, kost het ontwikkelen en naleven daarvan heel veel geld. Er moet een initiatief komen om regelgeving te gaan ontwikkelen, vervolgens buigen beleidsmedewerkers zich over het bedenken van die regels en moeten ze worden besproken met de managers. Dan volgt het doorpraten met de uitvoerders, waarbij je van geluk mag spreken als zo'n proces niet al te lang duurt. En als alles is afgesproken moet de nieuwe regelgeving worden gecontroleerd. Deze langdurige processen verdwijnen voor een groot deel wanneer de teams hun eigen, relevante regels kunnen vaststellen.

Regels: écht niet meer dan nodig!

HET STELLEN VAN KADERS

De teams werken binnen de kaders die worden vastgesteld door het management en overeengekomen worden met de teams. De kaders zijn belangrijk voor het management om de organisatie te kunnen sturen op visie en resultaat. Voor de teams is het belangrijk om kaders te hebben zodat zij weten binnen welke grenzen zij aan hun opdracht kunnen werken. Ook voor de coach is het belangrijk om de kaders goed te kennen zodat hij richting kan geven aan zijn het eigen werk; de coach is immers ook onderdeel van de organisatie en zal zich met zijn adviezen moeten richten op de organisatiekaders.

Kaders beperken echter ook de handelingsruimte van het team en hoe meer kaders er worden gesteld, hoe minder sprake er zal zijn van zelfsturing. Omgekeerd geldt dus ook: hoe minder kaders, hoe groter de zelfsturing. Kaders moeten helpend zijn, en niet storend. Daarom is het voor het management belangrijk om hierover met de teams en de coaches in gesprek te blijven en open te staan voor veranderingen.

Kaders mogen onderling niet tegenstrijdig zijn; wanneer je als zorgaanbieder het kader stelt dat een cliënt zo snel mogelijk weer op eigen benen moet kunnen staan, en daarnaast het kader hanteert dat er zo veel mogelijk zorguren (en dus winst) gemaakt moeten worden, dan gaat dat niet zo goed samen. De zorgverlener zal niet goed weten wanneer hij het goed doet, want wanneer hij stimuleert dat een cliënt zo veel mogelijk zelf doet weet hij dat hij daarmee waarschijnlijk minder zorguren kan declareren.

Kaders kunnen gesteld worden op terreinen als productiviteit, opleidingseisen voor de teamleden, kwaliteitscriteria, klanttevredenheidscriteria, ziektepercentages, regioverdeling, gebruik van internet, materialen waarmee wordt gewerkt enzovoort.

Zoals we al gezien hebben is het dus belangrijk om zo min mogelijk, maar wel relevante kaders te stellen. Deze kunnen per dienst, afdeling of werksoort verschillend zijn. Ook vind je de missie van een organisatie vaak terug in de kaders. Soms gaat er wat tijd overheen voordat er kaders zijn gesteld die op een logische manier met elkaar samenhangen en waarvan het management *en* de teams zeggen: ‘Dit werkt fijn!’.

Kaders in een organisatie dienen te passen binnen de visie en doelstelling van de organisatie.

INFORMATIESYSTEEM

Het team heeft grofweg drie taken die onlosmakelijk met elkaar zijn verbonden: het uitvoeren van de primaire taak, het nemen van initiatieven om deze taakuitvoering op een kwalitatief hoog niveau te houden en te verbeteren, en het meten van de output op de doelen die het team wil/moet halen. Alle teamleden werken aan de uitvoering en de teamtaken worden verdeeld en rouleren onder de teamleden zodat iedereen in staat wordt gesteld meerdere facetten van het werk te leren kennen en uit te voeren. Uiteraard wordt bij de verdeling van de teamtaken rekening gehouden met de bekwaamheden en wensen van de individuele teamleden.

Om de taken uit te kunnen voeren hebben zij informatie nodig. In een hiërarchie spreek je van een managementinformatiesysteem. In een zelfsturende organisatie heb je het over een teaminformatiesysteem. Een dergelijk systeem geeft informatie over de productiecijfers, soorten klanten, doorlooptijd van de projecten, klanttevredenheid, tevredenheid over het teamfunctioneren en dergelijke. Het team bepaalt samen met de manager welke informatie het nodig heeft en de ondersteunende diensten zorgen ervoor dat de informatiesystemen passend en werkbaar zijn. Het soort organisatie en de kerntaken van het team bepalen natuurlijk de gegevens die nodig zijn. Een team in een gemeentelijke organisatie zal andere informatiesystemen gebruiken dan een team dat zorg verleent.

Een team kan pas echt zelf sturen wanneer het kan beschikken over voldoende gegevens. Het zorgen voor een goed teaminformatiesysteem is een van de belangrijkste faciliteiten die het management biedt aan de teams.

> Een zelfsturende organisatie heeft een laagdrempelig informatiesysteem nodig waarmee teamleden gemakkelijk kunnen werken.

SCHOLING

Al eerder is aangegeven dat het werken in een zelfsturend team niet vanzelf gaat. Ook hier ligt een taak van voor de organisatie. Eigenlijk alle medewerkers in een organisatie die zelfsturend wil gaan werken zouden een vorm van scholing moeten kunnen krijgen waarin zij op de hoogte worden gebracht van de ins en outs van het werken in de nieuwe organisatievorm. En dan gaat het niet alleen om wat er anders is, maar ook over de andere manier waarop communicatie gaat plaatsvinden.

Een van de manieren waarop een organisatie de teams kan faciliteren is zorgen voor goede scholingsmogelijkheden.

ZELFSTURING EN FUNCTIEGROEPEN

Het management

Een van de taken van het management in een hiërarchische setting is 'controle'. In een zelfsturende organisatie ligt deze taak bij de teams en dat betekent voor de manager dat hij een groot deel van het organisatieproces moet leren loslaten. Zijn taak ligt voor een belangrijk deel in het uitdragen van de visie van de organisatie, zowel intern als extern. De manager is voor de teams een belangrijk persoon om zich aan te spiegelen; hoe gaat hij om met het product of de dienst en hoe gaat hij om met het principe van zelfsturing? Als hij overal verkondigt dat in zijn organisatie de teams zelf kunnen beslissen en hij draait veel beslissingen die het team neemt weer terug, zorgt dat er niet voor dat de teams veel vertrouwen hebben in de zelfsturing. De manager moet in staat zijn om de verantwoordelijkheid bij het team te laten. Hij zal op basis van vertrouwen het team de kans moeten geven, en zich nergens mee moeten bemoeien als er geen indicaties zijn dat er buiten de kaders wordt gewerkt. En zelfs dan zal hij aan het team moeten vragen waarom het een andere koers vaart en buiten de kaders treedt.

De manager heeft ook tot taak om kaders te stellen en deze te bewaken. Deze kaders betreffen dan vooral onderwerpen die te maken hebben met de productiviteit, klantvriendelijkheid, doelen die de organisatie stelt, manieren van registratie, budgettering en dergelijke. Hij is regelmatig met de teams in gesprek om te horen of de kaders werkbaar zijn en wat aangepast dient te worden. Deze kaders komt hij steeds overeen met de teams. Die overeenstemming is belangrijk want als het team moet werken binnen een kader waarmee het het oneens is, zal de motivatie gering zijn.

De manager zal ook verschillen tussen teams moeten gaan accepteren. Wanneer teams zelf beslissingen mogen nemen ontstaan er vanzelf verschillen. En dat is ook goed, want daarmee ontwikkelt het team zijn eigen cultuur. De manager doorkruist deze ontwikkeling wanneer hij probeert de teams op één lijn te krijgen.

De ondersteunende diensten

Ook van ondersteunende diensten vraagt zelfsturing een klantgerichte houding. De klant is in hun geval echter het team en de teamleden. De ondersteunende diensten zullen moeten meedenken in oplossingen om de teams hun doelen te kunnen laten realiseren. Dat betekent in veel gevallen dat ook zij af moeten van het idee van de uniforme regelgeving. Soms moeten er misschien verschillende oplossingen worden bedacht voor op het eerste gezicht dezelfde problemen. Uiteraard moeten ook de oplossingen die de ondersteunende diensten bedenken passen binnen de kaders van de organisatie, wetgeving en cao. Dat kan soms betekenen dat er onderhandeld moet worden met teams om een oplossing te bedenken die past binnen de kaders, uitgevoerd kan worden door de ondersteunende dienst, en waarmee het team geholpen is. Dit laatste is natuurlijk belangrijk omdat de ondersteunende diensten op de eerste plaats faciliterend zijn aan het primaire proces.

Naast het bedenken van oplossingen voor problemen van teams zullen ondersteunende afdelingen zich ook gaan buigen over de vraag op welke manier zij de teams het best kunnen voorzien van informatie. Want het team kan pas goede besluiten nemen als het goed geïnformeerd is. Ook daarbij is het belangrijk dat de informatiesystemen afgestemd worden op de behoefte en het gebruik van de teams; tegenwoordig is er veel informatie beschikbaar met behulp van computerprogramma's en internet, maar dat betekent wel dat de teams met deze informatie moeten kunnen werken.

De teamleden

Teamleden mogen het in de regel prettig vinden om gezamenlijk verantwoordelijk te zijn, het werken in een zelfsturend team gaat niet zonder slag of stoot. Was er eerst nog die teamleider die op grond van zijn bevoegdheden beslissingen kon nemen, nu hebben de teams zelf de verantwoordelijkheid. En dat vraagt een andere stijl van werken van de teamleden.

Om te beginnen is het heel belangrijk om over een cooperatieve houding te beschikken. Dat betekent dat de teamleden hun onderlinge verschillen respecteren, inleveringsbereid zijn en tegelijkertijd hun eigen grenzen bewaken. Daarbij is het belangrijk om een oplossingsgerichte communicatiestijl te hanteren zodat je als team niet in de problemen blijft hangen, maar afspraken maakt waarmee je verder komt. Aangezien je als team gezamenlijk verantwoordelijk bent voor de teamresultaten, moet je ervoor zorgen dat de besluiten door alle teamleden worden gedragen; het hebben van een goede teamvergadering is daarom een van de pijlers waarop een zelfsturend team rust. De besluitvorming vindt plaats op basis van consensus.

Naast het uitvoeren van de taken hebben de teamleden ook de zorg voor het welbevinden van hun collega's. En dat betekent onder andere dat je met elkaar bekijkt hoe ieder teamlid kan werken op een manier die past bij zijn persoonlijke kwaliteiten. Ook betekent het dat je je jouw normen niet dwingend oplegt.

Als laatste willen we nog noemen dat het werken in een zelfsturend team een zeker ondernemersgedrag vraagt van de teamleden; als je ziet dat de productiviteit van je team terugloopt, zul je in actie moeten komen om je team rendabel te laten werken.

Niet iedereen hoeft alle eigenschappen in gelijke mate te bezitten; sommige teamleden beschikken over meer ondernemersgeest dan andere. Belangrijk is wel dat de teamleden elkaars kwaliteiten respecteren en elkaar daarin niet dwarszitten. Als een collega een initiatief neemt om meer werk binnen te halen, of om sneller te werken, zal jouw basishouding daarbij 'interesse' moeten zijn. Een reactie als 'Moet dat nou, we hebben het net zo lekker rustig...', wordt al snel ervaren als 'tegenwerking'.

In ons boek *Zelfsturende teams in de praktijk* wordt uitgebreid ingegaan op het werken in de teams.

De teamcoach

Om het team te ondersteunen moet de coach dus de veilige omgeving bieden waarin het team zich vrij voelt om alle vragen te stellen en fouten te bespreken. De teamleden kunnen zich veilig voelen wanneer er niet wordt geoordeeld. En dat is precies een van de belangrijkste opdrachten aan de coach: helpen zonder te (ver)oordelen. Dat kan hij doen door veel vragen te stellen zodat het team zelf al veel antwoorden kan bedenken op hun vragen. Maar hij kan ook, door het geven van adviezen en suggesties, het team van voldoende informatie voorzien om oplossingen te kunnen bedenken voor hun problemen.

De coach reageert in de regel op vragen van het team, maar als de situatie dat aangeeft moet de coach ook in staat zijn om initiatieven te nemen, zonder dat het team het gevoel krijgt dat het gecontroleerd wordt.

In de volgende hoofdstukken gaan we uitgebreid in op hoe je dat allemaal doet.

Het werken in een zelfsturende organisatie brengt voor alle functionarissen veranderingen met zich mee. Het is belangrijk dat iedereen doordrongen is van wat de nieuwe organisatie van hem vraagt.

WAAROM COACHING?

Een beginnend, zelfsturend team is niet gewend om zelfstandig te werken. En de meeste teamleden zijn ook niet gewend om de organisatorische taken in een team uit te voeren. Dat moeten ze leren en dat leerproces kan het best begeleid worden door iemand die geen zeggenschap heeft. Een coach kan teams, zonder te oordelen, begeleiden. Het maakt hem niet uit welke oplossingen er worden gekozen, als ze maar passen binnen de kaders van de organisatie. Begeleiding door een manager is minder wenselijk omdat hij eindverantwoordelijk is, en daarom belang heeft bij de oplossingen die het team kiest. Het is dan haast onmogelijk om zonder te oordelen het team te begeleiden.

> Een teamcoach in een zelfsturende organisatie is nodig om de teams te helpen zelfstandig te functioneren.

PLAATS IN DE ORGANISATIE

De coach werkt onder verantwoordelijkheid van de manager. De manager en de coach praten regelmatig over datgene waar de coach tegenaan loopt, waarbij de coach niet inhoudelijk rapporteert. Hij praat in het algemeen over moeilijk op te lossen situaties en randvoorwaarden die het voor het team gemakkelijker maken om te functioneren. De manager kan de coach zo nodig ondersteunen bij het invullen van zijn rol en waakt erover dat de coach niet gaat leidinggeven. De manager is immers de leidinggevende (op afstand). De managers nemen beslissingen over kaders en de coach ondersteunt, zonder druk te zetten, de teams. De manager zal zich een beeld willen vormen van de manier waarop de coach zijn werk doet omdat hij degene is die de kwaliteit van werken bewaakt.

De coach ondersteunt de teams als het team daarom vraagt. Wanneer hij echter zaken te horen krijgt die vragen oproepen, kan hij zelf initiatief nemen naar het betreffende team. Het benaderen van de teams door de coach zal vanuit betrokkenheid en niet vanuit controle dienen plaats te vinden. Het team hoeft immers geen verantwoording af te leggen aan de coach.

TAKEN VAN DE TEAMCOACH

De taak van de coach kan kort gezegd omschreven worden als 'ondersteuner van het team'. Gevraagd en soms ongevraagd. Als een team ergens vragen over heeft kan het altijd een beroep doen op de coach. Soms zal de coach moeten verwijzen, maar meestal zal hij door het stellen van vragen en het aanreiken van adviezen en manieren om tot oplossingen te komen het team wel van dienst kunnen zijn.

Het is vooral door zijn werkwijze en niet zozeer door de dingen die hij inhoudelijk bijdraagt waardoor hij kan stimuleren dat de teamleden steeds beter zelfsturend leren werken. Met de werkwijze bedoelen we de manier en het moment waarop hij vragen stelt of juist een advies geeft, de groep in zijn geheel aanspreekt of juist een individueel teamlid.

De coach signaleert ook ontwikkelingen binnen zijn teams en in de organisatie, en door op basis van die ontwikkelingen initiatieven te nemen naar één of meer teams of het management, kan er ingespeeld worden op de consequenties die de ontwikkelingen met zich meebrengen.

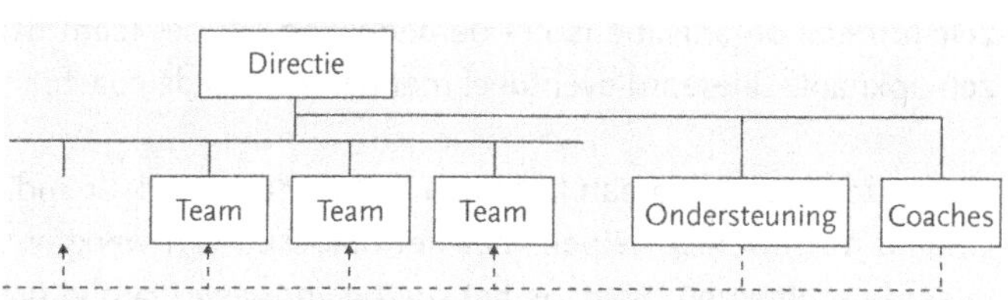

Organisatieschema zelfsturende organisatie

Hij kan bijvoorbeeld zien dat door het bekend maken van de verkoopcijfers per team meer concurrentie tussen teams ontstaat. Het is de vraag of dat een wenselijke ontwikkeling is. Dat kan hij onder de aandacht van het management brengen. Ook kan hij initiatief nemen om de ontwikkeling van kaders in de organisatie te initiëren of bestaande kaders te wijzigen wanneer hij signalen krijgt van teams dat deze kaders niet goed werkbaar blijken te zijn.

Datzelfde geldt ook voor ontwikkelingen met betrekking tot de zelfsturende organisatie. Zelfsturing in een organisatie is voortdurend in ontwikkeling en in de teams wordt goed zichtbaar wat de effecten zijn. De coach kan naar beide functiegroepen initiatieven ontwikkelen om die effecten bespreekbaar te maken. Denk hierbij bijvoorbeeld aan omgaan met verzuim.

Werving en selectie, ziekteverzuim, re-integratietrajecten, samenwerking met andere teams zijn allemaal onderwerpen waarbij de coach een faciliterende rol heeft naar de teams.

Een belangrijke taak, waar we in dit boek dan ook uitgebreid aandacht aan zullen besteden, is het bemiddelen en begeleiden bij problemen of conflicten. Waar mensen (samen)werken ontstaan vroeg of laat eigenlijk altijd wel eens wrijvingen of conflictmatige situaties. Omdat de teamleden meestal in meer of mindere mate partij zijn, valt het niet altijd mee om dergelijke situaties in het team op te lossen. In een hiërarchie is het dan vaak de leidinggevende die de knoop doorhakt, maar in een zelfsturende organisatie is het de bedoeling dat het team dat zelf opknapt. Uiteraard eventueel met behulp van de coach.

Naast de begeleiding aan het team kan de coach ook de individuele medewerker helpen met het oplossen van werkgerelateerde problemen. Soms is het prettig voor een teamlid om zaken alleen met de coach te bespreken omdat de aard van het probleem wel met het werk, maar misschien niet direct met het team te maken heeft. Maar het teamlid kan ook gewoon even willen 'sparren' met een 'buitenstaander'. De coach kan dan ook met het teamlid bespreken op welke manier hij het team kan inschakelen als dat nodig mocht blijken.

De methodiek die hij toepast in individuele gesprekken wijkt niet veel af van het coachen van groepen.

De teamvergadering is een belangrijk moment in een zelfsturend team. Hierin worden teamzaken besproken en worden gezamenlijk de beslissingen genomen. Pas wanneer de beslissingen op een manier worden genomen zodat iedereen zich verantwoordelijk kan voelen, zal het team op de resultaten aangesproken kunnen worden. Maar dat is niet altijd eenvoudig. De coach kan helpen om het team op een bevredigende manier te laten vergaderen.

KWALITEITSBEWAKING VAN DE TEAMCOACHING

In het team leggen de teamleden verantwoording aan elkaar af en spreken zij elkaar aan op momenten dat er kwalitatief minder goed werk wordt geleverd. Hoe werkt dat eigenlijk bij de functie van teamcoach in een zelfsturende organisatie?

De teamcoach valt direct onder een manager of de bestuurder; dat is dus degene aan wie hij verantwoording aflegt over zijn werk. De manager kan de teamcoach dan ook aanspreken op de manier waarop hij zijn werkzaamheden verricht. De manager zorgt dat hij door de teams wordt geïnformeerd over het functioneren van de coach.

Soms krijgt de manager spontaan informatie over het functioneren; ofwel omdat een team zeer tevreden is over de bemoeienis van de coach, of omdat er klachten zijn. Deze klachten bespreekt de manager dan met de coach op grond waarvan hij zijn functioneren kan verbeteren.

Het komt natuurlijk ook voor dat de manager geen spontane informatie ontvangt over de manier waarop de coach werkt, of hij wil graag een totaalbeeld krijgen van het functioneren. Klachten hebben betrekking op incidenten en dat hoeft niet veel te zeggen over het functioneren met betrekking tot alle taken van de coach.

Om dat totaalbeeld te verkrijgen kan de coach het best informatie opvragen bij de teamleden. Die informatie zou hij kunnen krijgen door de teamleden periodiek een lijst te laten invullen waarin zij hun mening kunnen geven over het werk van hun coach; biedt de coach voldoende en tijdig ondersteuning, stimuleert hij het zelfsturend vermogen van het team en op welke manier dan, zijn zijn adviezen helpend, respecteert hij de beslissingen van het team, enzovoort. De manager en de coach bespreken samen de resultaten en onder andere op grond daarvan kunnen er verbeterpunten worden geformuleerd.

Evaluatie teamcoach

De volgende vragen kunnen helpen bij het evalueren van de manier waarop de teamleden de ondersteuning door de coach ervaren hebben.

De gegevens worden anoniem verwerkt en de coach en de manager bespreken samen de resultaten.

1. Is het duidelijk voor welke zaken de teamcoach benaderd kan worden?
2. Reageert de teamcoach snel genoeg op vragen om ondersteuning?
3. Ben je tevreden over de adviezen die de teamcoach geeft?
4. Kan de teamcoach goed luisteren, heeft hij belangstelling en stelt hij vragen?
5. Merk je soms dat de teamcoach partij kiest bij meningsverschillen en conflicten tussen de teamleden onderling?
6. Brengt de teamcoach regelmatig een bezoek aan het team om zaken te bespreken die de ontwikkeling van het team ten goede komen of juist belemmeren?
7. Helpt de teamcoach voldoende met procedures rond registratie, rapportage en personele zaken?
8. ...

HELPENDE EIGENSCHAPPEN BIJ HET COACHEN

Het is voor een coach belangrijk om niet te oordelen. In het volgende hoofdstuk wordt uitgebreid ingegaan op technieken die de coach kunnen helpen om uit het oordeel te blijven. Maar techniek is niet genoeg. Sommige eigenschappen kunnen het voor de coach gemakkelijker maken de vaardigheden in de vingers te krijgen, en andere eigenschappen zullen het leerproces vertragen. Hierna worden een paar van die eigenschappen besproken.

Abstraheren

Beschikken over een helikopterview, kunnen *abstraheren, metacommuniceren, inhoud en proces kunnen scheiden.* Dit zijn eigenlijk allemaal dezelfde termen voor eenzelfde eigenschap. Je kunt het ook 'afstand nemen van de inhoud' noemen. Een coach moet procesmatig kunnen denken en de inhoud in dienst kunnen stellen van dat proces. Hoe leg je dat uit? Als teamleden met elkaar aan het discussiëren zijn moet de coach, terwijl hij naar de inhoud luistert, kunnen zien dat zij maar niet tot oplossingen komen omdat een van de teamleden steeds nadelen noemt, waardoor de voortgang van het werkproces wordt gefrustreerd. De coach moet dan in staat zijn om vanuit zijn helikopter (want dat soort dingen zie je alleen als je erboven kunt gaan hangen) aan te geven of vragen te stellen, waardoor het team in staat wordt gesteld dat gedrag ook op te merken en daar iets mee te doen, zodat het gedrag minder storend wordt.

Dat is een eigenschap die moeilijk is aan te leren en als de coach deze eigenschap niet in eniger mate bezit is het moeilijk om zich de coachingstechnieken eigen te maken. De coach blijft dan te veel in de inhoud 'hangen' waardoor hij snel de neiging krijgt om te oordelen.

Geduld

Een andere, naar ons idee, onontbeerlijke eigenschap is het hebben van *geduld*. Een coach kan alleen succes met een groep bereiken wanneer hij het tempo van de groep volgt en daar is soms veel geduld voor nodig. Harder lopen dan de groep uit zich in druk uitoefenen en dat werkt tegengesteld. 'Druk zetten' roept 'tegendruk' op. Voorbeelden van druk uitoefenen zijn: 'Ik denk écht dat jullie niet te lang moeten wachten, anders krijgen jullie je probleem echt niet opgelost', of 'Dat kunnen jullie volgende week toch wel voor elkaar hebben!'. Ook wanneer de coach als een 'hopman' voorop gaat lopen – 'Kom op, schouders eronder, dan gaan we dat varkentje eens even wassen...' – geeft eigenlijk aan dat het team wel een beetje voort mag maken. Dat wil niet zeggen dat een groep dat niet op prijs kan stellen en inderdaad tot actie komt, maar de verantwoordelijk voor die actie ligt niet meer in de groep. Ongeduld bij de coach stimuleert het team niet om meer zelfsturend te gaan werken. Zij zullen eerder energie nodig hebben om zich tegen de coach te verzetten. Teams die de verantwoordelijkheid oppakken zullen de coach wel corrigeren als hij te ongeduldig wordt, maar juist de teams die dat (nog) niet doen zullen het nog meer laten afweten.

Onbevooroordeeld belangstelling hebben voor mensen
Dit klinkt een beetje als een 'open deur'. Natuurlijk moet een coach belangstelling hebben voor mensen want dat is waar hij mee werkt. Maar sommige coaches betrappen zich er wel eens op dat zij toch iets minder belangstelling op kunnen brengen voor het teamlid wat altijd zo boos zit te kijken, afwijkende ideeën heeft, of zo 'plat' praat. Ook deze mensen verdienen het respect en de volle aandacht van de coach.

EIGENSCHAPPEN DIE EEN COACH IN DE WEG KUNNEN ZITTEN

Naast de helpende eigenschappen zijn er ook een paar eigenschappen te noemen waardoor het coachen wat moeizamer kan gaan. Dat wil niet zeggen dat iemand die (een van) deze eigenschappen in meer of mindere mate bezit niet zou kunnen coachen, maar hij zal misschien iets meer moeite moeten doen om goede coachingsresultaten te bereiken. Uiteraard kun je de hiervoor genoemde eigenschappen omdraaien, te weten 'inhoud en proces *niet* kunnen scheiden', 'ongeduld' en 'gericht zijn op de inhoud', maar we noemen de volgende eigenschappen: *de leiding nemen*, *controlfreak* en *pleaser*.

De leiding nemen

Er kan onderscheid gemaakt worden tussen het nemen van de leiding in de zin van 'initiatieven nemen' of 'het voortouw nemen' en het nemen van de leiding om 'de dienst uit te maken'. Een coach kan prima voorop lopen in het nemen van initiatieven en daarmee soms de leiding nemen, maar wanneer het team het initiatief overneemt zou de coach direct gas terug moeten nemen en naast of achter het team moeten gaan lopen. Als hij dan toch het initiatief blijft houden lijkt de manier waarop hij zich opstelt meer op 'het op sleeptouw nemen' en als hij dat ook doet met betrekking tot de te nemen beslissingen loopt hij het risico dat het team vindt dat hij de dienst gaat uitmaken. En dat gaat in de regel ten koste van het verantwoordelijkheidsgevoel bij het team, en dus van de mate van zelfsturing.

Controlfreak

Hiermee bedoelen we een coach die zich goed voelt wanneer zaken, zowel op procedureel als op inhoudelijk gebied, lopen op een manier zoals hij eigenlijk vindt dat het zou moeten. Dat is meestal iemand met heel duidelijke waarden en normen. Ook voor zichzelf legt iemand strakke leef- en werkregels op, zowel in het werk als privé. Deze coaches hebben vaak veel moeite om het team te volgen en te ondersteunen in het creatief omgaan met de vrije ruimte die een team in een zelfsturende organisatie in hoge mate heeft. Vaak is er veel behoefte aan strakke regels en als er geen regels zijn, dan worden ze wel gemaakt. Een op controle beluste coach zal het team dan ook stimuleren om voor elk probleem regels af te spreken, hetgeen dan ten koste gaat van de vrijheid die elk individueel teamlid heeft om invulling te geven aan zijn eigen werk. Die individuele interpretatie is juist een groot goed binnen zelfsturing.

Pleaser

Sommige mensen genieten ervan wanneer zij anderen een lol kunnen doen. En die anderen voelen zich gewaardeerd omdat iemand hen blijkbaar een plezier wil doen. Iedereen gelukkig. Maar... wanneer een teamcoach zich graag richt naar de wensen van het team mist het team juist de kritische vragen die misschien niet altijd leuk zijn, maar die het team wel verder kunnen helpen in hun ontwikkeling. In eerste instantie wordt het de coach dan ook niet in dank afgenomen wanneer hij kritisch is. Voor een pleaser is dat natuurlijk niet gemakkelijk. Hij zal de neiging hebben om deze 'moeilijke' vragen dan maar achterwege te laten waardoor het team niet bereikt wat het zou *kunnen* bereiken.

WAT IS JE 'SPAN OF COACHING'?

In een hiërarchische organisatie is de *span of control* een bekend begrip; hoeveel teams of medewerkers kun je controleren, c.q. beheersen? Uiteraard hangt dat ook af van de ingewikkeldheid van het werk en van de verscheidenheid aan functies.

Zou er ook zoiets bestaan als een *span of coaching*? Al eerder werd geconstateerd dat de teamcoach voor zelfsturende teams een nieuwe functie is. Daarom zijn er ook nog weinig tot geen onderzoeksgegevens met betrekking tot dit onderwerp. De ervaring leert echter dat een coach zeker niet te *weinig* teams moet coachen. Dit klinkt misschien vreemd, maar als een coach weinig teams heeft en hij wil toch 'zinnig' bezig zijn dan loopt hij het risico dat hij zich te veel met de teams gaat bemoeien. Hij zal dan eerder geneigd zijn om ongevraagd 'hulp' te bieden bij problemen die het team eigenlijk zelf zou willen, maar ook zou *moeten* oplossen. Een team dat de verantwoordelijkheid graag oppakt zal deze coach al snel bemoeizuchtig vinden.

Een team dat niet geneigd is de verantwoordelijkheid te nemen en de coach is bovendien een aimabel persoon, vindt het maar wat prettig als de coach vaak komt en waarschijnlijk veel kastanjes voor hen uit het vuur haalt. Maar het team leert waarschijnlijk niet zo goed hoe het de eigen problemen oplost.

In veel organisaties wordt voor de span of coaching de richtlijn gehanteerd: gemiddeld anderhalf uur per team, per week.

2

Coachings-methodiek

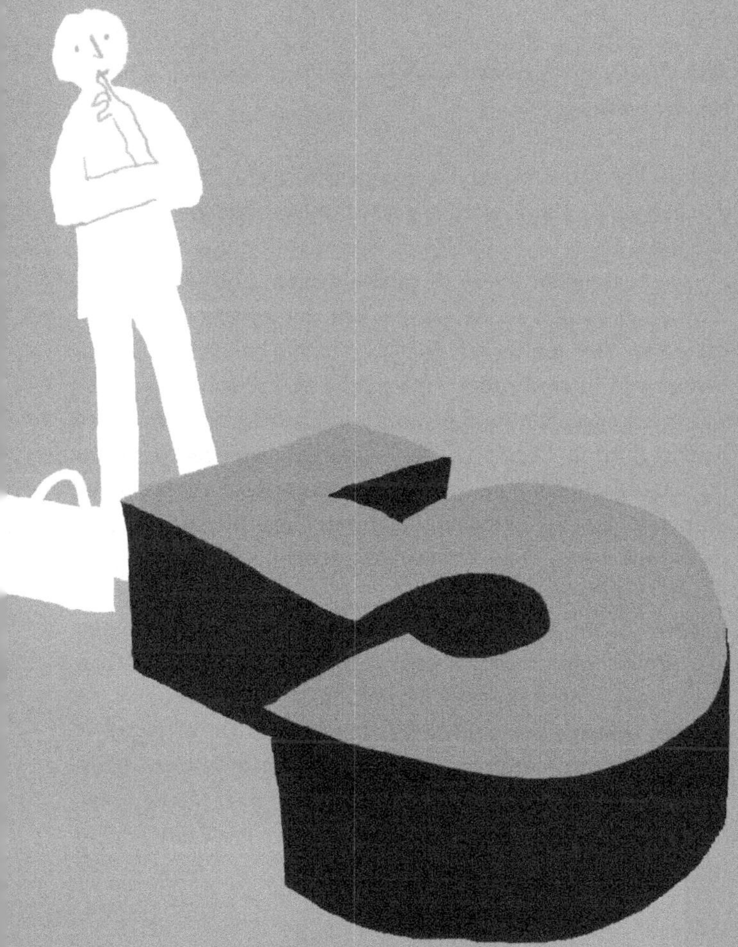

Als manager kun je genieten van het resultaat, als coach geniet je van het proces.

Stel: je bent coach in een zorgorganisatie en bij een bezoek aan een van je teams word je geconfronteerd met de volgende situatie:

De teamleden Mieke en Janine worden door drie andere teamleden aangesproken op het feit dat zij veel besluitvorming naar zich toetrekken. Mieke en Janine hebben grote contracten en voeren daardoor, in vergelijking tot de anderen, ook wat meer organisatorische taken uit. En daar gaan zij soms helemaal in op. Zodanig, dat de andere teamleden regelmatig het gevoel hebben buiten spel te staan. Daar zijn wel eens opmerkingen over gemaakt, maar met name Mieke voelt zich daarin snel aangevallen en reageert zeer heftig. Janine laat zich daarin meetrekken.

Als jij de ruimte binnenkomt bemerk je direct een gespannen sfeer. Zodra het gesprek begint, opent Trudie emotioneel de aanval: 'Ik heb helemaal genoeg van de manier waarop het hier in het team gaat. De afspraak is dat wij overeenstemming moeten hebben over onze planning, en iedere keer opnieuw druk jij (wijst naar Mieke) jouw ideeën door. Als we er iets van zeggen word je kwaad. Ik vind het helemaal niets!'.

Tja, wat ga je dan doen nadat je van de schrik bent bekomen? Ga je de zaak sussen: 'Kom kom, zo erg kan het niet zijn, laten we er eens rustig over praten.' Of zeg je: 'Ja Mieke, dat was mij ook al opgevallen, je moet daar wel in veranderen want dat is geen zelfsturing.' Of ga je de situatie beschrijven: 'Volgens mij hebben jullie een meningsverschil over de manier waarop de planning tot stand komt.' Er zijn dus veel mogelijkheden, maar wat is 'de juiste'?

In dit hoofdstuk willen we de Oplossingsgerichte Interactie Methode (OIM) beschrijven; een methodiek die criteria en handvatten zou kunnen bieden om je handelen als teamcoach te toetsen.

BEWUST METHODISCH HANDELEN

Bij het hanteren van een methodiek is het belangrijk dat duidelijk is welke visie aan die methodiek ten grondslag ligt. Als je die onderschrijft weet je ook wat de toetsstenen zijn voor je handelen. Als je handelingen niet onderbouwd zijn, met andere woorden: als je niet weet waarom je de dingen doet zoals je ze doet, zijn je interventies doelloos en komt het erop neer dat je 'maar wat doet'. Dat voelt in de regel niet prettig. Je wilt natuurlijk volmondig 'ja' kunnen zeggen tegen de dingen die je doet, en als jouw interventies niet het gewenste resultaat hebben, moet je weten waarom niet en hoe je dat kunt verbeteren. Daarom beginnen we met een toelichting op de uitgangspunten die ten grondslag liggen aan de OIM.

OPLOSSINGSGERICHT

De OIM is een oplossingsgerichte methodiek. Dat betekent dat je uitgaat van de huidige situatie, het nu, en van daaruit kijkt naar oplossingen in de toekomst.

Er zijn ook probleemgerichte methodieken. Deze verkennen eerst het probleem, zoeken naar oorzaken van het probleem en gaan vervolgens op basis van deze gegevens op zoek naar oplossingen. Bij de probleemgerichte methodiek kijk je primair naar wat je niet meer wilt, of wat je wilt vermijden. Oplossingsgericht werken betekent dat je vooral kijkt naar wat je wel wilt: wat kun je doen om een situatie te verbeteren?

De OIM gaat ervan uit dat je probleembeschrijvingen en gegevens uit het verleden meestal niet nodig hebt om op een zinnige manier over oplossingen in de toekomst na te kunnen denken. Daarnaast ligt het in de natuur van de mens om, als er een 'ongemak' in het heden wordt ervaren, zo snel mogelijk te zorgen voor een verandering in de situatie zodat iemand weer in zijn comfortzone zit. Onder andere het snel tot oplossingen komen voor problemen heeft ons als mensheid waarschijnlijk gebracht tot wat wij nu zijn. Oplossen gaat sneller en efficiënter door eerst je doel te bepalen, vervolgens te kijken hoe je daar komt en dan te beslissen wat het beste is.

Er wordt *alleen* geanalyseerd als er geen weg naar een oplossing gevonden kan worden.

Oplossingsgericht werken past goed bij zelfsturing omdat van een zelfsturend team verwacht wordt dat het efficiënt kan inspelen op ontwikkelingen in het team en 'in de markt', en daar past een toekomstgerichte, daadkrachtige houding bij. Misschien nog even voor de duidelijkheid: daadkracht wordt ook wel geassocieerd met doortastend, efficiënt, snel, extravert enzovoort. Wat we hier bedoelen is daadkracht in de zin van 'capaciteit tot het nemen van beslissingen'. Soms gaat dat helemaal niet snel en doortastend, maar heeft een team tijd nodig om het doel goed te formuleren en werkwijzen te bedenken. Maar de richting is 'komen tot een beslissing' en niet 'komen tot een goede probleembeschrijving'. Het eerste stimuleert tot het bedenken van oplossingen, het tweede tot een diagnose of definitieve probleemstelling.

Oplossingsgericht werken geeft energie.

BEWUSTE KEUZES EN VERANTWOORDELIJKHEID

De OIM gaat ervan uit dat *mensen bewuste keuzes kunnen maken* en daarom *verantwoordelijkheid* kunnen nemen voor hun daden. Kiezen blijkt niet altijd zo bewust te gebeuren; mensen kiezen ook vaak op hun gevoel. Soms weet je niet waarom je iets wilt, maar je weet gewoon dat het goed is. En toch, als je dan even stilstaat bij dat gevoel en daarover nadenkt, worden de redenen waarom je iets wilt wel vaak wat bewuster.

Het nemen van verantwoordelijkheid door de teamleden is ook een van de pijlers waarop een zelfsturende organisatie rust. Omgekeerd werkt het ook. Als je mensen de verantwoordelijkheid wilt laten nemen, moeten zij de mogelijkheid hebben om keuzes te kunnen maken. Pas als zij de bevoegdheid hebben kunnen zij aangesproken worden op hun keuzes. Zelfsturing door de teams zonder dat er sprake is van een grote mate van beslissingsbevoegdheid, is dus eigenlijk niet mogelijk. Anders gezegd: als de teams niet de mogelijkheid hebben om de beslissingen te kunnen nemen die noodzakelijk zijn om hun werk goed te doen, is er geen sprake van zelfsturing.

De interventies van de coach zijn erop gericht om de teamleden te helpen om voor hen goede keuzes te maken. Een beslissing wordt bewust genomen door de argumenten te kennen en te wegen, consequenties te overzien en voor- en nadelen af te wegen.

We gaan ervan uit dat mensen de verantwoordelijkheid *kunnen* nemen, maar dat wil niet zeggen dat ze deze ook altijd *willen* nemen. Soms is het namelijk helemaal niet leuk om ergens verantwoordelijk voor gesteld te worden, want dat betekent ook dat je aangesproken kunt worden op de consequenties. En dat is lang niet altijd aantrekkelijk. Een team is verantwoordelijk voor de kwaliteit van de geleverde diensten of producten. Die kwaliteit wordt geleverd door de teamleden en als een teamlid onvoldoende kwaliteit levert moet hij daarop aangesproken worden door het team. Veel teams vinden het moeilijk om hun collega's aan te spreken op fouten of slecht werk en daarom gebeurt dat vaak onduidelijk ('Als ik suggereer wat zij fout doet pakt ze de boodschap hopelijk op, want als ik duidelijk ben wordt zij misschien wel boos'). Of men spreekt elkaar helemaal niet aan: 'Hopelijk gaat het morgen beter...' Als een fout vervolgens leidt tot een klacht dan is dat natuurlijk niet prettig. Sommige teamleden zijn dan geneigd de schuld buiten zichzelf te leggen: 'Zij was ook niet gemakkelijk aan te spreken, hoor...', of 'Wij moesten zo hard werken om de bestellingen de deur uit te krijgen dat we er niet aan toe zijn gekomen'. De coach kan dan met het team de consequenties bespreken van een dergelijke ('onverantwoordelijke') houding in een zelfsturende organisatie.

Ook voor de coach is het belangrijk dat hij de verantwoordelijkheid voor zijn handelen wil nemen. Om dat te bereiken zal hij bewust moeten kiezen voor wat hij op welke manier, op welk moment zegt.

> Mensen voelen zich verantwoordelijk voor de keuzes die zij bewust hebben gemaakt.

RESPECT

Een derde kenmerk van de OIM is *respect*. Alle mensen zijn verschillend. Sommige mensen zijn extravert, anderen zijn introvert, initiatiefrijk of meeloper, mooi of lelijk, christen of hindoe. Het respect dat wij bedoelen heeft betrekking op het *accepteren* van de *verschillen*. Voor het werk van de coach is dat een heel belangrijk uitgangspunt. Wanneer je respect voor alle teamleden op kunt brengen voelen mensen dat je hen niet veroordeelt en ben je voor iedereen acceptabel. Oordelen doe je natuurlijk altijd, maar op het moment dat je merkt dat je als coach je voorkeuren laat meespelen in de manier waarop je met de teamleden omgaat, *ver*oordeel je en ben je eigenlijk niet meer acceptabel voor het gehele team. Bemiddelen bij een conflictmatige situatie binnen het team wordt dan heel moeilijk. Dat neigt dan eerder naar rechtspreken dan naar bemiddelen; wie vind jij dat gelijk heeft?

De coach heeft ook een taak in het stimuleren van het respect voor onderlinge verschillen in het team. Het komt voor dat het ene teamlid het andere veroordeelt op grond van persoonlijke kenmerken: wat minder goed van de tongriem gesneden zijn, een wat impulsieve manier van reageren hebben, kleur, afkomst, sekse enzovoort. Dat kan zich uiten in 'pestgedrag' (negeren, bewust buitensluiten, ideeën afwijzen, nare diensten inroosteren, verzoeken niet inwilligen). Op een zeker moment kan dat tot meningsverschillen of conflicten leiden waar de coach dan bij wordt gehaald.

De coach respecteert verschillen tussen de teamleden. Respectvol omgaan met elkaar (elkaar niet veroordelen op persoonlijke verschillen) zorgt voor een goede samenwerking.

AAN HET WERK MET VIJF AANDACHTSPUNTEN

Het werken met de OIM gebeurt aan de hand van vijf aandachtspunten die in iedere situatie een rol spelen en onderling met elkaar samenhangen.

Door de aandachtspunten te gebruiken bij het voorbereiden van gesprekken of situaties die om verandering vragen, worden alle aspecten die een rol spelen belicht. Maar ook tijdens het gesprek kunnen de aandachtspunten helpen om bij te sturen en 'op koers' te blijven. De aandachtspunten kunnen zowel het team als de coach helpen om te bepalen wat zinvolle acties zijn.

1 *Doel*: wat wil je bereiken?
2 *Positie*: waar ben je verantwoordelijk voor? Wat mag je wel beslissen? Wat niet? Wat zijn je bekwaamheden?

3 *Werkwijze*: op welke manier ga je je doel bereiken?
4 *Omgangswijze*: het op een respectvolle, duidelijke en directe manier met elkaar communiceren.
5 *Tijd*: hoeveel tijd heb je beschikbaar om je doel te halen: is er een deadline? Hoeveel tijd heb je nodig?

De aandachtspunten worden hierna verder besproken.

Doel

Dit aandachtspunt heeft direct betrekking op het oplossingsgerichte karakter van OIM. Als er geen doel is, is er geen richting. Anders gezegd: zonder doel doe je maar wat en dat levert in de regel niet veel op.

In het eerder beschreven voorbeeld zou de vraag van de coach kunnen zijn: 'Trudie, wat zou jij willen bereiken met betrekking tot besluitvorming in jullie team?' Iedereen die in een zelfsturende organisatie werkt weet (hopelijk) dat alle teamleden belangrijk zijn bij het nemen van beslissingen zodat 'het team' (alle teamleden dus) de verantwoordelijkheid voor het resultaat kan nemen. En als een paar teamleden zich de beslissingsbevoegdheid toe-eigenen, voelt de rest zich niet verantwoordelijk. Uiteindelijk zou het doel van Trudie kunnen zijn 'zich medeverantwoordelijk te kunnen voelen voor de teambesluiten'.

Soms valt het niet mee om een goed doel te formuleren en vervallen teamleden (en ook coaches) in het regelen van 'dingetjes'. Niet dat dat altijd erg is, maar daardoor schiet je soms je 'doel' voorbij. Karin kan in een vergadering bijvoorbeeld willen bereiken dat het team meer oproepkrachten gaat aanstellen. Daar kun je over vergaderen en tot de conclusie komen dat je vooral mensen nodig hebt in de avonddiensten en op de vrijdag. Je neemt de nieuwe mensen aan, maar dan blijkt dat je eigenlijk op de donderdag ook nog wel wat hulp zou kunnen gebruiken. Op die manier verschuift het probleem zich en leidt het halen van het ‘doel’ blijkbaar niet tot een bevredigende situatie. Waarom wil Karin eigenlijk meer oproepkrachten? Wat wil zij bereiken met het aantrekken van meer oproephulp? Al pratend kun je er dan achter komen dat de planning op een ongelukkige manier wordt gemaakt. Het doel wordt dan niet ‘meer oproepkrachten aannemen’, maar ‘komen tot een effectieve planning’.

Positie

Als helder is wat de positie is van het team of de individuele teamleden dan kunnen zij ook bepalen of het behalen van het doel binnen hun mogelijkheden ligt.

In ons voorbeeld: hoe zit het met de positie van de teamleden als het gaat om zeggenschap met betrekking tot teamzaken? Heeft degene die bijvoorbeeld de planning maakt ook de zeggenschap, of ligt die in het gehele team? In een zelfsturend team heeft degene die een taak uitvoert net zo veel zeggenschap als de andere teamleden, dat maakt geen verschil. Dus wordt Mieke aangesproken op het feit dat zij de zeggenschap naar zich toetrekt en de anderen niet bij de besluitvorming betrekt.

Werkwijze

Als het doel is geformuleerd kan er een plan gemaakt worden om dat doel te realiseren. De keuzes die daarin worden gemaakt zijn ook weer afhankelijk van de positie.

Hoe zou Trudie haar doel, gezamenlijke besluitvorming in het team, kunnen bereiken? Misschien moet het team vaker gaan vergaderen of de vergadering anders inrichten. Of wellicht moeten Mieke en Janine hun ideeën vaker voorleggen aan de andere teamleden. Er zijn meestal meerdere mogelijkheden om het doel te bereiken en gezamenlijk wordt besloten waarvoor wordt gekozen.

Omgangswijze

Niet respectvol, onduidelijk en indirect met elkaar communiceren heeft meestal negatieve consequenties voor de kwaliteit van het werk, de sfeer en de teamontwikkeling. Teamleden kunnen zich niet gehoord voelen en besluiten kunnen vaag blijven.

Misschien dat Trudie zich, door de manier van formuleren, buitengesloten voelt door Mieke waardoor zij denkt dat Mieke haar niet wil betrekken bij de besluitvorming. Als Mieke leert om zich op een meer uitnodigende manier uit te drukken (werkwijze), waardoor Trudie merkt dat haar mening ook telt, zou het doel voor Trudie gehaald kunnen zijn.

Tijd

De factor 'tijd' is vaak een gegeven in de organisatie en is niet gemakkelijk te beïnvloeden. Daarom is het soms noodzakelijk om je doel te herzien en is het belangrijk om te zorgen voor participanten die beschikken over de relevante bevoegdheden. Soms is het nodig om te kiezen voor een andere werkwijze waardoor het doel binnen de gestelde tijd gehaald kan worden.

> De vijf aandachtspunten – doel, positie, werkwijze, omgangswijze en tijd – spelen in elke situatie een rol en dienen onderling op elkaar afgestemd te zijn.

DE COACH EN DE VIJF AANDACHTSPUNTEN

De coach kan de aandachtspunten gebruiken bij het bepalen van zijn interventies; als er geen, of een onduidelijk doel wordt gesteld door het team, richt de coach zijn vragen en adviezen op het formuleren van een doelstelling. Als de coach ziet dat er onduidelijk of niet respectvol met elkaar wordt omgegaan is de omgangswijze het aandachtspunt dat de inhoud van de interventie bepaalt.

Afhankelijk van het doel dat hij als coach wil bereiken bepaalt hij zijn interventie. Zijn doel kan soms anders zijn dan dat van het team. Het team kan willen bereiken dat het beter bereikbaar wordt voor zijn klanten. Het heeft de coach erbij gevraagd omdat het niet tot een goede procedure komt. De coach kan echter constateren dat de manier waarop de teamleden met elkaar omgaan niet uitnodigend is waardoor er geen creatieve ideeën worden bedacht. Het doel van de coach is dan om te stimuleren dat de teamleden beter met elkaar omgaan zodat zij niet alleen het huidige probleem, maar ook problemen in de toekomst beter met elkaar kunnen bespreken.

TELKENS EEN NIEUW 'NU'

Soms moet je constateren dat een actie of een gemaakte afspraak achteraf gezien toch niet het gewenste effect blijkt te hebben, of past bij de situatie zoals die zich heeft ontwikkeld. Je bent dan misschien geneigd om toch maar door te gaan op de ingeslagen weg. Want wie weet, misschien komt het wel dom, onstandvastig of wispelturig over als je ineens van mening verandert. Ook valt het niet altijd mee om te moeten erkennen dat je een situatie niet goed hebt ingeschat en voelt het alsof je 'met hangende pootjes' terug moet naar een team. Dus ga je door op de manier zoals die is afgesproken en je hoopt er het beste van.

De beslissing die je eerder nam heb je echter naar beste eer en geweten genomen en als je op dat moment had kunnen voorzien dat het geen handige keuze was, had je uiteraard al eerder anders besloten. Er valt je dus niets te verwijten. In het werken met de OIM ga je ervan uit dat elk nieuw moment een nieuw 'nu' is en dat nieuwe keuzes gemaakt kunnen worden. Daardoor zit je niet vast aan het verleden en kun je altijd adequaat inspelen op actuele ontwikkelingen.

> Als je beschikt over nieuwe informatie is het wijs om afspraken te wijzigen of te laten vervallen.

INTERVENTIETECHNIEKEN

Je interventies zouden altijd in relatie moeten staan met de taak die je als coach hebt, namelijk het team ondersteunen bij de teamontwikkeling en het oplossen van hun problemen. Dat doe je het best door je interventies te laten aansluiten bij de behoeftes van het team en vooral niet harder te lopen dan de teamleden willen of kunnen. Ook druk uitoefenen werkt niet. In hoofdstuk 3, paragraaf *Zorg voor een goede energieverdeling*, wordt hier verder op ingegaan.

Wanneer je intervenieert op een manier die niet past bij het moment, verzet het team zich en raakt het af van haar eigen doelen. Het kan ook voorkomen dat je inhoudelijk gezien een goede interventie doet, maar dat er weerstand is tegen de manier waarop je het brengt. Het team doet dan niets met je opmerking om redenen die niets te maken hebben met de inhoud. En dat is natuurlijk jammer.

Wanneer de coach heel bewust zijn interventies kiest, zowel inhoudelijk als verbaal en non-verbaal, kan hij veel van dat soort 'ruis' voorkomen. De manier en het moment waarop je iets zegt is medebepalend of een opmerking doel treft.

Afhankelijk van wat je wilt bereiken bepaal je welke techniek voor dat moment de juiste lijkt en je kijkt naar het effect. Als de interventie niet het gewenste effect heeft gehad, bepaal je je volgende stap.

Met korte, duidelijke interventies die aansluiten bij datgene waar het team mee bezig is en waarmee je het teamproces het minst stoort, wordt het grootste effect bereikt. Uitgebreide procesbeschrijvingen en verhandelingen over fases waar het team zich in bevindt leiden misschien wel tot inzicht, maar ook tot stilstand. Het team leert het meest en ontwikkelt zich het snelst door vallen, opstaan en weer doorgaan. Bij het opstaan en doorgaan kun je hen van dienst zijn. Bij het vallen toon je geen ongeduld.

Hierna bespreken we een aantal interventietechnieken die gebaseerd zijn op de principes van de OIM. Misschien dat een en ander soms afwijkt van de gangbare technieken, maar een andere organisatievorm vraagt natuurlijk ook om andere werkwijzen.

De juiste vraag op het juiste moment

Een van de meest effectieve manieren om teamleden aan het denken te zetten is het stellen van vragen. De vijf aandachtspunten, behorend bij de OIM, bieden in een groot aantal situaties aanknopingspunten om relevante vragen te stellen.

Een goede vraag bij de start van een gesprek is de doelvraag: 'Wat wil je bereiken?' Deze vraag geeft richting aan het gesprek. Door deze vraag kunnen soms ook meningsverschillen snel boven tafel gebracht worden. Immers, meningsverschillen doen zich voor omdat teamleden verschillende doelen willen bereiken die (op het eerste gezicht) niet met elkaar te combineren zijn. Dat diep je dan uit door argumenten te laten uitwisselen en door te vragen naar de manier waarop het team de doelen wil bereiken.

De vragen die bij de vijf aandachtspunten horen geven geen volgorde aan. Het zijn aandachtspunten die op elk moment in het gesprek actueel kunnen zijn.

Het stellen van vragen wordt ook wel eens 'misbruikt'. Coaches proberen zo veel mogelijk (soms alleen maar) vragen te stellen omdat dat zo hoort en vaak ook zo wordt aangeleerd. Echter, er zijn momenten waarop je helemaal niets wil vragen, maar iets wilt zeggen. Ook dan wordt geprobeerd dat in een vraag te vatten en dan komt dat er wat gekunseld uit. Bijvoorbeeld: 'Zou het ook een mogelijkheid kunnen zijn om X te doen?' Op die manier geformuleerd lijkt het alsof je iets wilt vragen, maar je wilt het team natuurlijk gewoon attent maken op mogelijkheid X. Zeg dan: 'Ik wil jullie graag ook mogelijkheid X ter overweging meegeven, omdat ...' Dan sta je voor wat je vindt en kunnen de teamleden jou daarop aanspreken.

Innemen van standpunten

In sommige situaties vinden teamleden het lastig om zich uit te spreken en draaien zij om de hete brij heen. Niemand durft zijn nek uit te steken, men is bang om de zwartepiet toegespeeld te krijgen, zich de agressie van groep op de hals te halen, anderen te kwetsen of om wat voor andere reden dan ook.

Dan kan een team geholpen worden wanneer de coach zegt wat hij ervan vindt. Bijvoorbeeld: 'Volgens mij helpt dit niet, dit hebben jullie al vaker afgesproken. Wat denk je dat wel kan helpen?'

Ook komt het voor dat teamleden beweringen doen die niet stroken met gangbare normen in de samenleving of niet passen binnen de kaders en opvattingen van de organisatie. Dat kan ook een moment zijn waarop de coach een standpunt inneemt. In een situatie waarin een teamlid het heel gewoon vindt om over de wensen van andere teamleden heen te stappen en probeert ten koste van anderen zijn eigen zin door te drijven, kun je zeggen: 'Blijkbaar vind jij dat een goede manier van samenwerken. Ik niet'. Zeker in een dergelijke situatie vinden teamleden het moeilijk om een teamlid dat zich zo opstelt tegen te spreken. Als jij daarin stelling neemt kan dat voor de anderen een moment zijn om ook uit te komen voor hun mening.

Kort gezegd: als de coach een standpunt inneemt met betrekking tot een situatie dan neemt hij de verantwoordelijkheid daarvoor. Vervolgens kijkt hij wat de invloed daarvan is op het verloop van het gesprek.

Belangrijk hierbij is om, nadat je hebt aangegeven wat jouw standpunt is, direct ook aan de teamleden te vragen wat zij ervan vinden. Je wilt met het verwoorden van jouw standpunt een gesprek op gang brengen tussen de teamleden en het is niet de bedoeling dat jij met de teamleden in gesprek gaat over jouw ideeën want dan ben je één van hen. En dat ben je niet want je bent de coach, en je staat buiten het team.

Vriendelijk, onbevooroordeeld confronteren

In een zelfsturend team werkt een aantal gedragingen van de teamleden constructief, en andere destructief op de teamontwikkeling. Een coach kan dat met het team bespreken.

Soms zijn teamleden zich niet bewust van de goede of slechte invloed die zij in een team hebben en om iemand de mogelijkheid te geven zijn gedrag te veranderen is het wel eens nodig een teamlid attent te maken op de effecten van zijn doen en laten. Om het juiste effect te bereiken is het belangrijk dat het teamlid zich gesteund voelt in plaats van aangevallen. Ook hierbij geldt weer dat als de coach zelf een (negatief) oordeel heeft over het gedrag dat oordeel doorklinkt in de manier waarop hij het teamlid confronteert met de effecten van het gedrag. Als het de coach lukt om dat oordeel om te zetten in de objectieve constatering van een feit kun je een dergelijke boodschap heel vriendelijk overbrengen. Het teamlid zal zich dan vrij voelen om te reageren.

In de situatie dat Gerda erg dominant is en graag de gang van zaken bepaalt, is het niet zo uitnodigend om te zeggen: 'Nou, kijk dan, daar doe je het weer! Daarmee help je het teamproces niet echt'. Waarschijnlijk voelt Gerda zich betrapt en zal zij in het bijzijn van de coach misschien op haar tellen passen, maar continueert zij haar gedrag op het moment dat de coach de deur achter zich dichttrekt. Je kunt het ook als volgt doen: 'Mag ik iets zeggen over het effect van jouw opmerking zojuist?', zo nee (of iets wat daar op lijkt), dan stop je, en zo ja: 'Wat ik jou zie doen is dat jij weinig vraagt aan je collega's wat zij vinden van jouw ideeën en je gaat ook niet in op voorstellen van je collega's. Ik zie dat mensen afhaken of maar toegeven. Zie je dat ook?'

In dit soort situaties kan het ook goed werken om daar met een teamlid individueel over te spreken. Dan voorkom je dat iemand het voelt als gezichtsverlies.

Omkeertechnieken

Een team zit soms gevangen in een bepaald gedachtepatroon waarvan alle teamleden wel weten dat het niet constructief is, maar bij gebrek aan beter blijven zij ermee doorgaan. De coach is dan geneigd om door te vragen op de ingeslagen weg van het team: 'Waarom denk je dat dit niet tot een oplossing leidt?, 'Wat is nu precies het doel dat jullie willen realiseren', 'Hoe komt het dat jullie niet verder komen?' of (wanhopig geworden) 'Er zijn toch nog wel andere manieren om hier mee om te gaan?' Maar dergelijke vragen leiden in de regel niet tot nieuwe inzichten. De coach kan dan proberen de uitspraken van het team 'om te keren' en mogelijk daarmee nieuwe energie te genereren.
Een gesprek zou als volgt kunnen lopen:
'Op deze manier gaat het ons echt niet lukken om de vakanties te plannen.'
'Op welke manier zou het *wel* lukken?'
'Sommigen houden te veel vast aan hun standpunt.'
'Wie zou zijn standpunt los moeten laten?'

Door in een gesprek gebruik te maken van omkeertechnieken kun je het gesprek een andere wending geven waardoor zaken in het team benoemd kunnen gaan worden. 'Van haar kun je geen nieuwe oplossingen verwachten.' 'Van wie dan wel?' of 'Wat voor nieuwe oplossingen zou je willen horen?'

Het voordeel van omkeertechnieken is dat je op een vrij luchtige manier de andere kant van de zaak kunt belichten zonder dat er 'zware' gesprekken gevoerd hoeven worden.

Het gesprek wordt zwaar en probleemgericht als je in het laatste voorbeeld zou vragen: 'Waarom kun je van haar geen nieuwe oplossingen verwachten?' Het gesprek krijgt dan een therapeutisch karakter, terwijl dat niet de bedoeling is van oplossingsgericht coachen.

Rituele en doelgerichte communicatie

'De boog kan niet altijd gespannen staan' is een uitdrukking die ook opgaat in de praktijk van de coach. Coachingsgesprekken zijn over het algemeen best inspannend; de teamleden worden steeds tot nadenken gestimuleerd en dat vergt veel energie. De teamleden hebben echter ook tijd nodig om de informatie te verwerken, om na te denken, de emoties weer in balans te brengen of te bepalen wat zij verder willen. Het is prettig als dat moment samen valt met het eind van het gesprek zodat de sessie op een natuurlijke manier eindigt. Maar dat is niet altijd het geval. Soms gebeurt dat midden in het gesprek en mensen beginnen dan wat te dollen of over hun vakantie en de kinderen te praten, thee in te schenken enzovoort.

Sommige coaches interpreteren dat gedrag als ongeïnteresseerd of ongeconcentreerd en gebruiken het om het team aan te spreken op de manier waarop de teamleden met elkaar samenwerken: 'Het valt me op dat jullie, net als het interessant wordt, beginnen te praten over koetjes en kalfjes, laten we eens praten over wat dat zegt over jullie teamsamenwerking.' Een dergelijke opmerking op zo'n moment komt niet goed aan omdat de coach niet aansluit bij de behoefte van het team. Misschien dat het team daar wel over in gesprek gaat, maar of het ook een doel dient is een tweede. Het kan door de teamleden ook gezien worden als een terechtwijzing waardoor zij zich op hun nummer gezet voelen. Probeer zo'n uitstapje eens te zien als een (tijdelijk) ontspanningsmoment en doe dan mee. Vraag ook wat door op de vakanties, help mee met thee inschenken, vertel zelf een verhaal en wacht tot de batterijen weer opgeladen zijn. Een enkele keer lukt dat niet meer in die bijeenkomst en besluiten jullie om afscheid te nemen en een nieuwe afspraak te maken.

Wij noemen het ontspanningsmoment ook wel 'rituele communicatie'. Deze communicatie dient geen inhoudelijk doel, maar een ontspanningsdoel. Als je hierin kunt meegaan blijf je gemakkelijker verbonden met de groep. Als je denkt dat er genoeg ontspannen is kun je proberen weer terug te komen op de eerdere inhoud, waarbij je het team de leiding laat: 'En, wie kan er iets met wat we hiervoor allemaal hebben besproken?' Als daar niet of nauwelijks op wordt ingegaan kun je nog even wachten, of vragen of de teamleden het prettig vinden als je binnenkort zal terugkomen om er nog eens over door te praten.

Even voor de duidelijkheid: als een team altijd op deze manier de gesprekken beëindigt en nooit tot daden komt, is er mogelijk iets anders aan de hand.

Concretiseren van vaag taalgebruik

Mensen, en dus ook teamleden, zijn soms meesters in het *niet* zeggen waar het om gaat. Via allerlei omwegen en onduidelijke beweringen proberen zij echter toch te zeggen wat zij bedoelen. Deze vage praat neemt erg veel tijd in beslag en kan andere teamleden onzeker maken. Want als er door Joke beweerd wordt dat 'we een flexibel team willen…', wie zijn dan 'we', waarin moeten andere teamleden dan blijkbaar flexibeler worden, en wie zijn die teamleden dan? Voor de coach ligt daar de taak om vragen te stellen waardoor deze onduidelijkheden concreet gemaakt kunnen worden. Voor de hand liggende vragen in deze situatie zijn dan: 'Wat bedoel je met een flexibel team, en wat moet er dan veranderen ten opzichte van de huidige situatie?', 'Wie willen er een flexibel team, wie is nu dus niet tevreden?' en 'Wie vind je dat er flexibeler zou moeten zijn?' Het is interessant om deze vragen aan Joke te stellen, omdat zij degene is die hier blijkbaar iets van vindt. In zelfsturende teams is het belangrijk om verantwoordelijkheid te nemen voor je uitspraken, dus het is logisch om hier Joke dan over aan te spreken. Grote kans dat Joke niet zo happig is deze vragen te beantwoorden want zij vindt het lastig om het beestje bij de naam te noemen, en zij wil liever dat een ander teamlid dat in haar plaats doet. Toch kun je dan weer terug naar Joke met de vraag: 'Vind jij dat ook, Joke?' Het kan wel zijn dat Joke het je niet in dank afneemt dat je haar op die manier stimuleert om concreet te zijn. De teamleden die echter last hebben van de onduidelijkheid en er niet goed een vinger achter krijgen, zullen deze vragen *wel* op prijs stellen.

Enkele voorbeelden van het concretiseren van vage taal

Uitspraak teamlid	Reactie coach
'Je kunt het niet iedereen naar de zin maken.'	'Wie kun je het niet naar de zin maken?' 'Wat willen zij anders dan wat jij wilt?'
'We hebben weer een leider nodig.'	'Waarom?' 'Wat moet die leider dan gaan leiden?' 'Wat gebeurt er nu niet wat hij dan zou moeten oppakken?'
'Dat soort ideeën past hier niet zo goed.'	'Welk idee vind jij hier niet passen?' 'Waarom past dat idee volgens jou niet zo goed?'
'Het valt niet altijd mee om in dit team te werken.'	'Wat vind je moeilijk?' 'Wat zou je anders willen?'
'Ik moet het even laten bezinken.'	'Hoe lang heb je daarvoor nodig zodat we weten wanneer we verder kunnen?'
'In dit team moeten we eens een keer praten over de communicatie.'	'Waar zou een dergelijk gesprek toe moeten leiden?'

Als de coach in het vage taalgebruik meegaat zullen sommige teamleden (de 'Joke's') blij zijn met je komst, maar er zal niet veel veranderen in het team.

Individuele benadering in groepen

In de optiek van de OIM bestaat het begrip 'groep' niet als totaliteit. Een groep is voor een coach dan ook eigenlijk niet aan te spreken. Wie is dan 'de groep' en tot wie zou je je moeten richten? Het is natuurlijk logisch om te veronderstellen dat je met 'groep' alle groepsleden samen bedoelt. Maar, om bij het zelfsturende team te blijven, een groep kan geen verantwoordelijkheid nemen voor opmerkingen van de individuele teamleden. Dat kunnen individuele teamleden echter wel.

Als de coach toch 'de groep' aanspreekt, probeert hij alle groepsleden aan te spreken c.q. te bereiken, en dan kan hij niet anders dan in algemene bewoordingen praten: 'Jullie hebben gevraagd of ik wil komen omdat jullie er last van hebben dat er veel wordt geroddeld in jullie team. Dat lijkt me niet goed voor het teamgevoel, dus hoe gaan jullie dat oplossen?' Grote kans dat de roddelaars de coach niet hebben gebeld om te klagen over het roddelgedrag. Dus deze mensen voelen zich alvast niet aangesproken, maar waarschijnlijk wel aangevallen! 'De groep' in zijn geheel heeft dus blijkbaar geen probleem. Meestal wordt er dan gezegd: 'de groep is verdeeld'. Als je goed over deze term nadenkt kan dat helemaal niet. Of je hebt een groep, of je hebt geen groep, maar als er een 'verdeelde groep' is, is er op zijn minst sprake van twee groepen.

Daarom spreekt de coach die de OIM gebruikt liever niet 'de groep' aan, maar de individuele teamleden. Of hij kan een vraag stellen: 'Wie heeft er last van het geroddel in het team?' of 'Wie zou er minder moeten roddelen?'

Ook bij het begeleiden van discussies kan de coach door de individuele benadering stimuleren dat teamleden zich aangesproken voelen en de verantwoordelijkheid gaan nemen voor hun aandeel.

Groepsbenadering	Individuele benadering
'Kom mensen, laten we het even centraal houden.'	'Lucia, wat vind jij van het idee van Wim?'
'Hoe gaan we dat met elkaar oppakken?'	'Wie heeft er een voorstel voor een plan?'
'Misschien moet iedereen zich in het vervolg toch beter aan de tijd houden.'	'Marian, wil jij je de volgende keer ook aan de deadline houden?'
'Deze groep vertoont op dit moment overlevingsgedrag, laten we eens gaan kijken waardoor dat wordt veroorzaakt.'	'Wie heeft er een voorstel waarmee bereikt kan worden dat je je beter voelt in dit team?'

Functionele stiltes

Het kan heel ongemakkelijk voelen wanneer er een stilte valt in een gesprek. Zeker op momenten dat er zaken worden besproken die bij enkele teamleden spanning oproepen. Het is soms ook een teken van 'het doel uit het oog verloren zijn'. Hoe gaan we verder... Dergelijke stiltes kun je als coach opvullen door bijvoorbeeld te vragen naar voorstellen om het doel te realiseren, of een teamlid aan te spreken met de vraag 'Op welke manier vind jij dat het nu verder zou moeten gaan?'

Er komen echter ook stiltes voor waarbij het niet altijd zinvol is om die op te vullen. Als er voorafgaand aan de stilte een vraag is gesteld aan Johan en die vraag raakt de kern van waar je op dat moment over aan het praten bent, is het beter om Johan in alle stilte een antwoord te laten formuleren. Als jij, of een teamlid dat niet tegen stiltes kan, die stilte gaat vullen dan is het moment voorbij en gaan de andere teamleden vaak mee in de afleidingsmanoeuvre. En dat is jammer, want als je rustig wacht op Johans antwoord komt er misschien iets waarmee het team verder kan komen. Als een ander teamlid de stilte gaat opvullen kun je natuurlijk zeggen dat je eerst graag het antwoord van Johan afwacht voordat je ingaat op zijn opmerking. Het helpt als je Johan in dit geval blijft aankijken en de anderen negeert.

Invloed uitoefenen en effect op termijn

Het geeft een goed gevoel wanneer je als coach een bijdrage kunt leveren aan het ontwikkelingsproces van een team. Waar ben je anders teamcoach voor geworden?

Echter, op sommige momenten heb jijzelf het idee dat je heel zinnige dingen zegt, maar niemand lijkt die mening te delen. Niet in positieve en zelfs niet in negatieve zin. Je kunt er niet achter komen of de teamleden iets met jouw (in jouw ogen uitermate zinvolle) bijdrage kunnen. Dat geldt met name voor opmerkingen over aangelegenheden waar het team niet direct een vraag over heeft.

Dat kan een frustrerende ervaring zijn. Je kunt zelfs aan jezelf gaan twijfelen: 'Wat doe ik fout, waardoor niemand reageert?' Nou, waarschijnlijk niets. Maar als je iets benoemt wat je waarneemt (zonder oordeel) en je laat het daarbij zonder dat je aanstuurt op verandering (wat een prima houding is), kan het gebeuren dat er niet of nauwelijks op wordt gereageerd. En dat hoeft helemaal niet te betekenen dat de teamleden jouw opmerkingen niet goed vinden, maar wel dat zij bijvoorbeeld aan het denken gebracht zijn en tijd nodig hebben om het te verwerken. Of ze weten wel dat jouw bijdrage zinvol is, maar ze weten nog niet weten waarom, en reageren daarom niet.

Als je bijvoorbeeld ziet dat een team de zelfsturing wel erg letterlijk oppakt en alleen nog maar 'zelf stuurt', dus de kaders van de organisatie aan zijn laars lapt, zou je kunnen zeggen: 'Zoals jullie omgaan met de administratieve verwerking is niet precies wat onze organisatie bedoelt, dus misschien is het een idee om daar eens aandacht aan te besteden.' Het team is zich misschien nergens van bewust en denkt het heel goed te doen. Er is dan tijd nodig om de opmerking te laten landen. Wanneer een van de teamleden weer bezig is met de administratie kan het goed zijn dat jouw opmerking door het hoofd speelt en het teamlid met andere ogen kijkt naar de manier waarop het team de dingen doet. Jouw opmerking heeft dan niet direct invloed, maar wel op termijn. Als je dat proces een kans kunt geven, dus inderdaad leert wachten, is die invloed waarschijnlijk groter dan wanneer je direct nadat je de opmerking maakt een antwoord verwacht.

Niet alleen naar teams, maar ook bij individuele coaching kun je deze 'techniek' gebruiken. Je zou bijvoorbeeld tegen een teamlid dat merkt dat het niet erg actief meedoet in de organisatie van het team kunnen zeggen: 'Is het een idee eens te overwegen ook wat teamtaken op je te nemen zodat je meer betrokken raakt bij de organisatie en je collega's? Nu doe je alleen de uitvoering en dat maakt misschien dat je er wat buiten staat.'
Bij individuele gesprekken ben je iets meer op elkaar aangewezen en is vluchten wat lastiger. Maar als je signalen waarneemt dat iemand verder niet op jouw opmerking wil ingaan (een ongeïnteresseerd 'Ja, dat zou ook een optie kunnen zijn'), kijk dan weg of begin over iets anders, of ga over op 'rituele communicatie'.

Interventies

- Het stellen van de juiste vraag op het juiste moment, waarbij de basishouding 'belangstelling hebben' van belang is.
- Innemen van een standpunt. Een coach kan door het innemen van een standpunt soms meer beweging in een team realiseren dan door het stellen van vragen.
- Vriendelijk, onbevooroordeeld confronteren.
- Omkeertechnieken.
- Onderscheid kunnen maken tussen 'rituele' en doelgerichte communicatie. Soms hebben teamleden even tijd nodig om te ontspannen.
- Concretiseren van vaag taakgebruik. Sta niet toe dat teamleden vage uitspraken doen, maar laat hen de vaagheden concreet maken.
- Gebruik de individuele benadering in groepen. Een groep is een verzameling individuen. Het individu is aanspreekbaar, de groep niet.
- Laat functionele stiltes in groepen zichzelf oplossen. Soms hebben mensen tijd nodig om te denken en dan is het stil.
- Invloed uitoefenen en kijken naar de effecten op termijn. Soms heeft jouw interventie pas enige tijd later een effect op de teamleden.

OVERBODIGE EN NORMERENDE REACTIES

Soms kan, door één opmerking, het coachingsgesprek een wending nemen die niet gewenst is. Dat kan door een opmerking te maken waardoor je de indruk wekt dat je partij kiest voor één of meer teamleden.

Vaak zegt de coach iets om een eind aan het gesprek te maken, het gesprek wat luchtiger te maken of 'zomaar' en realiseert hij zich op dat moment niet wat de impact kan zijn van de opmerking.

We noemen hier een aantal van die overbodige en soms (ongewild) normerende uitlatingen.

Overbodig en (ongewild) normerend	objectief
'Ja, het lijkt me heel goed als jullie dat in het vervolg zo doen.' *Teamlid kan denken: 'Ja, jij vindt van wel, en Chris ook, maar daarmee ga je wel voorbij aan de last die Sonja en ik daarvan hebben, hoe ga ik dat duidelijk heel maken...'*	'Wie deelt de mening van Harold en Carla nog meer?'
'Nou Jannie, dat was een heel goede opmerking van je.' *Teamlid kan denken: 'O, blijkbaar vindt hij de opmerking van mij niet goed, want ik ben het er niet mee eens.'*	'Wat vinden jullie van de opmerking van Jannie?'
'Jullie hebben nu een beslissing genomen en dan denk ik dat jullie er verder wel uitkomen, toch?' *Teamlid kan denken: 'O jee, als hij nu maar niet weggaat, want nu wordt het pas spannend. Jan zal wel blij zijn, maar ik niet, en ik kan dat alleen nooit duidelijk maken. Ik zal wel weer het onderspit delven.'*	'Wat zal het effect zijn van deze beslissing?'

Overbodig en (ongewild) normerend	objectief
'Nou zeg, dat was een hele bevalling; je snapt niet dat jullie daar zo lang over hebben moeten denken...' *Kan overkomen als: 'Nou zeg, zijn we het eindelijk eens, iedereen is tevreden, krijgen we nog een brevet van onvermogen ook!'*	Hier is geen objectief alternatief mogelijk, valt in de categorie 'overbodige opmerkingen'.
'We komen nu aan het eind van de sessie en het lijkt me goed om eens even stil te staan bij het proces dat jullie hebben doorlopen. Wat we zagen was dat .... en .... Nou, dat is toch goed om te weten voor de volgende keer.' *Teamlid kan denken: (gaap) 'Wat vervelend toch altijd, iedereen was erbij, ik wil weer aan het werk!'*	Deze opmerking draagt niet bij aan de voortgang van het teamproces. Alles wat gezegd wordt hebben de teamleden meegemaakt. Dus: overbodige opmerking.
'Het is altijd fijn als Fieke haar mening geeft, zij is haast het geweten van jullie team. Laat maar eens horen wat jij zou doen in deze situatie.' *Teamlid kan denken: 'Ja, altijd die Fieke. En als iemand er anders over denkt reageert zij als een furie. Nou, ik ben het er bij voorbaat niet mee eens.'*	'Wie heeft er een voorstel?'

Vraag je steeds af met welke bedoeling je een opmerking maakt en wat het mogelijke effect kan zijn op de andere teamleden.

3
Advies-vaardigheden

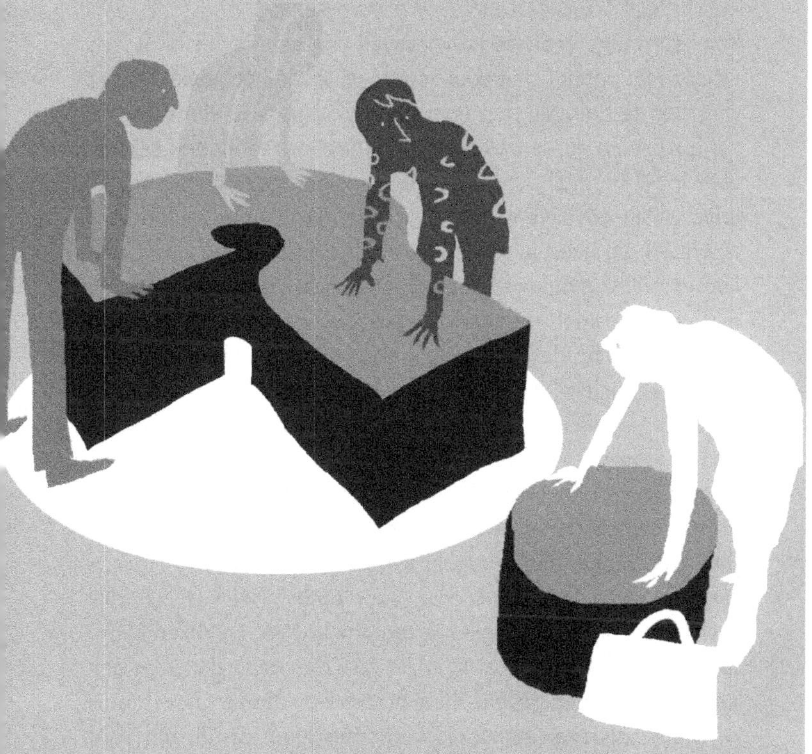

Het wiel is allang uitgevonden.

MAG JE ALS COACH EIGENLIJK WEL ADVISEREN?

Voor sommige coaches is het geven van een advies bijna een taboe. Het motief daarvoor is dat je, door het advies onder woorden te brengen, het team niet vrij zou laten denken over zijn probleem en de oplossingen. Je laat de teamleden denken over jouw oordeel over dat probleem: 'In deze situatie zou ik jullie willen adviseren om daar eens met je collega Linn over te praten. Zij heeft al vaker met dit bijltje gehakt en misschien komen jullie tot nieuwe inzichten.' Blijkbaar vind je dat zij alleen niet verder komen met het oplossen van hun probleem en dat zij eens hulp zouden kunnen gaan zoeken. Het team zou dan in plaats van dichterbij, juist verder van zijn probleem en zijn eigen oplossingen afgaan, en de ideeën van de coach gaan volgen.

Hierop sluit de veronderstelling aan dat mensen vooral gemotiveerd zijn om zelfgekozen oplossingen uit te voeren en dat deze dus het best zouden werken. Maar betekent dat dan ook dat je geen suggesties zou mogen geven? Hoe de teamleden aan ideeën komen voor oplossingen is eigenlijk niet zo interessant. Mensen lezen ook boeken en kijken tv om ideeën op te doen, dus waarom zou de coach dan niet een suggestie kunnen geven? En al pratend en denkend over jouw of wiens adviezen dan ook, komt het team op ideeën voor eigen oplossingen. Als jij je advies niet had gegeven was het daar misschien niet op gekomen, of het denkproces had twee keer zoveel tijd in beslag genomen.

Het antwoord op bovenstaande vraag is dus: 'Ja, als je het advies maar niet opdringt en het team dus laat beslissen wat voor hen op dat moment het beste is.'

Vooral de toevoegingen 'niet opdringen' en 'zelf laten beslissen' zijn belangrijk. Hierna volgen een aantal adviezen (jazeker...) en aandachtspunten over de manier waarop de coach kan adviseren zonder dat het team zich onder druk gezet voelt.

ADVIES: MIDDEL OF DOEL?

Om te bepalen of het geven van een advies een goede interventie is, is het belangrijk te weten wat je er eigenlijk mee wilt bereiken. Op basis van de reactie die volgt op het advies kun je vervolgens bepalen welke andere interventies nodig zijn.

Je zou kunnen stellen dat de bedoeling van het geven van een advies is: 'het dichterbij brengen van de oplossing van het probleem'. Een open deur wellicht, maar het doel van een advies binnen de OIM is namelijk *niet*:

- het aanreiken van een oplossing voor het probleem;
- het wijzen van de weg naar de oplossing;
- aan de ander laten zien wat het beste werkt in de betreffende situatie.

Een advies is dus geen doel op zich, maar een middel om een doel te bereiken. Het maakt onderdeel uit van je coachingsstrategie. En zoals we al hebben gezien is het het team dat bepaalt hoe ermee wordt omgegaan. Met het geven van adviezen help je het team om na te denken over mogelijke oplossingen en wegen die leiden naar een oplossing en kun je het team uitnodigen hierover na te denken.

In de praktijk zal dat betekenen dat een advies uiteraard 'inhoud' heeft; het gaat immers over het vraagstuk van het team, maar tegelijkertijd dient het een proceduredoel, namelijk 'denken over oplossingen'. Als een team verzandt in 'mitsen en maren' bij het bespreken van hun probleem en daarmee te weinig oplossingsgericht bezig is, kan het team geholpen zijn met een interventie waardoor zij meer toekomstgericht over hun probleem gaan denken. Het geven van een advies (of beter nog: meerdere adviezen) kan dan heel goed werken. Bijvoorbeeld door te zeggen: 'Misschien is het een idee als jullie op een andere manier gaan plannen, zodat je geen last meer hebt van...' Of 'Je zou eens kunnen gaan praten met de leverancier van product X om te kijken of zij op een ander moment kunnen leveren zodat ...' Het is dan niet direct de bedoeling dat het team jouw adviezen opvolgt, maar het is een middel om het team aan te zetten tot oplossingsgericht denken zodat het probleem opgelost wordt.

Een advies is een suggestie of een voorstel waardoor het team op ideeën komt om hun probleem te kunnen oplossen.

WANNEER GEEF JE EEN ADVIES?

Het geven van een advies zou op een logisch moment moeten plaatsvinden binnen het gesprek. Het mag niet storend zijn, of ineens 'uit de lucht komen vallen'. Maar, wat is logisch? Zijn er misschien criteria te noemen aan de hand waarvan je kunt bepalen of je timing goed is.

De meest voor de hand liggende reden om een advies te geven is wanneer het een antwoord betreft op een vraag om advies. Iemand zegt bijvoorbeeld: "Ik zou niet weten hoe we dit moeten oplossen, heb jij een idee?' Het is dan vreemd om te zeggen: 'Wat dacht je zelf?', of 'Ik vind dat je daar eerst zelf over moet denken.' Sommige coaches doen dat wel omdat ze zich graag willen houden aan het principe 'een coach geeft geen adviezen en stelt alleen vragen'. De OIM gaat ervan uit dat als iemand ervoor gekozen heeft om advies te vragen, hij dat ook moet krijgen. Dan neem je iemand serieus en laat je de verantwoordelijkheid voor de keuze om advies te vragen waar hij hoort, namelijk bij het team(lid). Dus de coach geeft een advies. Mocht je op dat moment niets zinnigs te binnen schieten, dan kun je zeggen: 'Nee, ik heb ook geen ideeën.'

Een andere reden om een advies te geven is wanneer je merkt dat degene die iets met je bespreekt kennis te kort komt om het probleem op te lossen. Als coach kun je dan vragen of je een suggestie mag geven waardoor de ander mogelijk verder komt. Je geeft dan ongevraagd een advies waarbij je eerst toetst of de ander jouw suggestie wil horen. Over ongevraagd adviseren later meer.

Zoals in de paragraaf hiervoor is beschreven kan het geven van een advies soms ook aangewend worden om een vicieuze cirkel te doorbreken.

De coach geeft een advies als daarom wordt gevraagd, om kennis en inzicht toe te voegen en het team op een ander denkspoor te zetten.

AANDACHTSPUNTEN BIJ HET GEVEN VAN ADVIEZEN

Als coach wil je natuurlijk dat je advies goed wordt ontvangen. Dat heb je voor een groot deel zelf in de hand. Hierna zullen we een aantal aandachtspunten bespreken die kunnen bewerkstelligen dat een advies het gewenste effect heeft.

Straal zekerheid uit

Als jij twijfelt over de waarde van je suggestie breng je deze twijfel over, waardoor het team niet snel geneigd zal zijn het advies over te nemen of het serieus te willen beoordelen. Dat is jammer want inhoudelijk gezien kan het een heel bruikbaar advies zijn voor hen. Door zekerheid uit te stralen, soms door even 'net te doen alsof', voorkom je dat het team meegaat in jouw onzekerheid.

Je straalt zekerheid uit wanneer je niet alleen je suggestie noemt, maar ook de redenen waarom jij denkt dat het bijdraagt aan de oplossing van het probleem. Als je je verdiept in het waarom van je advies voel je je al zekerder van je zaak en dat straal je dan ook uit. Het team moet merken dat je niet zomaar een adviesje geeft, maar dat je er goed over nagedacht hebt en dat het ook voor hen de moeite waard kan zijn erover te denken.

Bescheidenheid

Door op een te overtuigende manier je advies te presenteren kan een team het gevoel krijgen dat het advies wordt opgedrongen en dat zij niet vrij zijn om te kiezen. Als er verzet komt is dat dan misschien niet gericht tegen het idee, maar tegen jouw weinig bescheiden manier van presenteren. Het kan helpen om de volgende formuleringen te hanteren.

- 'Misschien is het een idee dat jullie...' (en niet: 'het is goed dat jullie...').
- 'Sommige teams zijn erbij gebaat om ..., misschien geldt dit ook voor jullie?' (en niet: 'Jullie moeten... want dan doen andere teams ook').
- 'Met wat jullie nu doen haal je volgens mij niet het gewenste effect. Jullie zouden ook... kunnen doen' (en niet: 'Ja, maar wat jullie doen is niet goed, jullie moeten in het vervolg écht ...').

Dus wel zekerheid over de zinnigheid van je advies, maar tegelijkertijd ook bescheiden zijn, waardoor je laat merken dat het de teamleden zijn die bepalen of en wat zij ermee doen.

Meerdere adviezen

Probeer, als het enigszins mogelijk is, meerdere adviezen te geven. De teamleden worden dan uitgenodigd om afwegingen te maken en met elkaar te bespreken wat zij vinden dat het best zou kunnen werken. Zij nemen daardoor automatisch de verantwoordelijkheid voor het al of niet overnemen van een van jouw ideeën. Als je 'maar' één advies geeft, en het team stelt zich wat afhankelijk van je op, zijn zij eerder geneigd om het advies klakkeloos over te nemen. 'Als de coach zegt dat het goed is, dan zal dat wel zo zijn.' Maar dat is niet wat de teamcoach wil bereiken. Je wilt juist dat de teamleden hun eigen verantwoordelijkheid voor hun beslissingen (gaan) nemen.

Mocht je niet meer dan één idee kunnen bedenken dan is het belangrijk om veel aandacht te besteden aan de beoordeling van het advies (zie de volgende subparagraaf).

Dus niet: 'Tja, dan zit er niets anders op, dan moeten jullie... doen', maar: 'Ik kan eigenlijk maar één advies voor deze situatie bedenken en dat is... Maar er zijn ongetwijfeld nog meer wegen die naar Rome leiden.'

Je advies laten beoordelen

Het is al vaker genoemd: de teamleden bepalen of zij een advies overnemen. Als coach kun je een actieve rol spelen in het laten beoordelen van je adviezen door te vragen naar wat de teamleden van jouw adviezen vinden. Je kunt vragen naar voor- en nadelen, consequenties, effecten en dergelijke. Op basis van de antwoorden kun je verder vragen naar wat dat betekent voor de weg die zij zouden willen inslaan. Het kan zijn dat het team jouw advies overneemt, maar dan gebeurt dat op basis van *hun* argumenten. Het kan ook zijn dat het team eerst enthousiast was en er na jouw vragen achter komt dat het geen goed idee blijkt te zijn. Prima.

Wat ook vaak gebeurt, is dat het team geïnspireerd raakt door jouw ideeën en zelf tot creatieve oplossingen voor hun problemen komt. Helemaal goed!

Rekening houden met de uitvoerbaarheid

Als coach kun je het beste advies van de wereld bedenken, maar als dat niet past binnen de setting van het team is het een waarde-loos idee.

Als een team heel krap in het personeel zit en maar net alle noodzakelijke werkzaamheden gedaan krijgt, valt het waarschijnlijk niet zo goed als jij adviseert om stagiaires in het team aan te gaan nemen die de werklast zouden kunnen verminderen. Het inwerken en begeleiden kost vaak meer tijd dan het aan 'mankracht' oplevert. Het advies en de uitvoerbaarheid daarvan zijn dan tegenstrijdig. Dus bij het bedenken van de redenen waarom een advies goed zou zijn voor een team, zou de mogelijke uitvoerbaarheid daarin meegenomen moeten worden.

Als je een advies hebt gegeven zou je daarom ook kunnen vragen: 'Zou dit advies toepasbaar kunnen zijn in jullie situatie?' Door het stellen van die vraag maak je duidelijk dat het niet vanzelfsprekend is dat jouw adviezen allemaal passen bij het team en dat 'toepasbaarheid' ook een argument kan zijn om jouw advies te verwerpen. En dat neem jij hen natuurlijk helemaal niet kwalijk!

Bereidheid het advies te laten voor wat het is

Uit het voorgaande blijkt dat het team verantwoordelijk is voor de keuze van het overnemen van de adviezen. Dat betekent dat het team uitmaakt wat een goed advies is. Het slechtste advies zou voor een team het best kunnen werken. Een coach is dan ook niet in staat om van achter zijn bureau het beste advies te bedenken. Dat ontstaat in gesprek met degenen die het moeten uitvoeren. Jouw advies verkopen heeft daarom geen enkele zin.

Wanneer je merkt dat het team lauw of helemaal niet reageert op jouw idee, laat het dan direct vallen en zoek (samen met hen) naar wat anders.

Ongevraagde adviezen gevraagd maken

Je zou eigenlijk geen adviezen moeten geven als de ander daar niet om vraagt. Toch kan het wel eens gebeuren dat je een idee krijgt waarvan je denkt dat het team er veel aan zou kunnen hebben. Wanneer je dat idee tijdens het gesprek noemt, terwijl de ander daar niet voor open staat of aan andere dingen denkt, gaat het waarschijnlijk verloren. Het is dus zaak om eerst aandacht te vragen, zonder dat je direct je kruit verschiet. Dat kan op een heel simpele manier. Bijvoorbeeld door de vraag: 'Ik zou wel een idee hebben hoe je daarmee om zou kunnen gaan, wil je dat horen?' Als de ander niet enthousiast reageert op deze vraag, kun je je de moeite besparen om jouw suggestie uit de doeken te doen. Misschien dat er op een later tijdstip meer aandacht voor is. Maar, in sommige gevallen blijft het hierbij en laat je jouw fantastische adviezen 'in de tas'. En dat is niet jammer. Jammer is het pas als jij je best doet om een idee over te brengen terwijl daar geen aandacht voor is.

Geef antwoord op vragen

Soms nodigt een team je uit en dan komt er een stortvloed van vragen om hulp op je af. Misschien ben je geneigd om de vragen met een tegenvraag te beantwoorden; je wilt immers stimuleren dat de teamleden zelf hun antwoorden gaan bedenken.

Maar, daarmee bepaal jij wat voor het team de beste manier is om met hun vragen om te gaan, en dat is eigenlijk niet zo gelijkwaardig. Je neemt het team serieus wanneer je de vraag direct beantwoordt.

Als een team vraagt: 'Hoe kunnen we deze situatie het best oplossen?', kun je zeggen: 'In jullie situatie zou ik dat zo ... doen'. En niet: 'Hoe hadden jullie zelf gedacht dat aan te gaan pakken?' of 'Wat hebben jullie allemaal al gedaan?'

Soms heb je *geen* antwoord op een vraag. Je zou dan kunnen volstaan met: 'Ik heb geen idee hoe jullie daarmee om zouden kunnen gaan.' En als je te weinig over de context weet dan stel je daar natuurlijk vragen over, met de bedoeling om alsnog antwoord te kunnen geven op de vraag van het team.

HET BESTE ADVIES

Als coach wil je natuurlijk het beste voor je team. Dus doe je je best om 'het beste' advies te geven. Omdat dit bepaald wordt door de adviesontvanger is het voor de coach eigenlijk een onmogelijke opgave. Misschien dat het volgende (misschien al overbekende, maar zeer toepasselijke) schema inzicht kan geven in die dynamiek.

De volgende formule is hierbij van toepassing.
De effectiviteit (E) van het advies is gelijk aan de kwaliteit (K) van het advies, vermenigvuldigd met de acceptatie (A) door het team. Of: E = K x A.

Als de coach gericht is op het geven van het, inhoudelijk gezien, beste advies (10), loopt hij risico dat hij voorbij gaat aan de wensen van het team waardoor het advies niet goed wordt ontvangen. De acceptatie door het team is dan niet zo hoog (1). Het resultaat van deze interventie zou dan, uitgedrukt in een cijfer, 10 zijn: 10 (kwaliteit van het advies) x 1 (acceptatie door het team) = 10 (effectiviteit van het advies).

Wanneer de coach met het team in gesprek is en de bezwaren van het team verwerkt in zijn advies, zal de kwaliteit van het advies in zijn ogen misschien veel minder zijn (7), maar daar staat dan tegenover dat het team veel gelukkiger is met het advies (8). Dan wordt het resultaat heel anders: 7 (kwaliteit) x 8 (acceptatie) = 56 (effectiviteit van het advies). Dit resultaat is meer dan vijf keer zo groot als in de vorige vergelijking.

Duidelijk is dat de coach nooit hoeft te streven naar 'het beste advies' want dat is niet aan de coach om te bepalen. Doe je dat wel, dan heb je dus een oordeel over wat het team het best kan gaan doen en dan ga je druk uitoefenen en je advies 'verkopen'. Grote kans dat het team je hartelijk bedankt voor je inspanningen, zegt dat hij er nog eens over na zal denken en vervolgens zelf aan de slag gaat.

Belangrijk is dat je in gesprek bent met de teamleden en je adviezen door hen laat beoordelen zodat zij tot een werkbare oplossing voor hun problemen komen.

Het 'beste' advies bestaat niet. De mate van toepasbaarheid van een advies hangt samen met de kwaliteit van het idee en de acceptatie daarvan door de teamleden.

ZORG VOOR EEN GOEDE ENERGIEVERDELING

Als de coach regelmatig adviseert, loopt hij wat meer het risico dat hij zich verbindt met de inhoud van het probleem van het team. Hij zou zich daardoor meer betrokken kunnen gaan voelen en er belang aan gaan hechten dat het team bepaalde initiatieven ontplooit; hij gaat zich medeverantwoordelijk voelen voor de resultaten. Op dat moment loopt de coach niet meer *naast* het team, maar ervoor. En als de coach voorop gaat lopen stopt hij eigenlijk meer energie in de teamontwikkeling dan het team zelf. Het zal voor hem dan voelen alsof hij 'de kar trekt'. En dat is dan ook zo!

Het team kan zich in deze situatie snel onder druk gezet voelen en zich daardoor nog minder actief willen opstellen, waardoor de coach misschien nog harder gaat trekken.

Dat zou een duidelijk signaal voor de coach moeten zijn om achterover te gaan zitten en zijn belang met betrekking tot het team los te laten, zodat het team de verantwoordelijkheid weer kan oppakken. Bijvoorbeeld door de vraag te stellen: 'Waar zouden jullie graag je aandacht aan willen besteden?' Als het team weinig energie stopt in zijn ontwikkeling zou de coach dat ook niet moeten doen. Dan is er weer een evenwichtige situatie.

Het omgekeerde komt ook voor: het team legt zo veel beslag op je dat jij merkt dat de energieweegschaal doorslaat naar de kant van het team. Je wordt belaagd door telefoontjes, men wil steeds afspreken om je advies in te winnen en het team hangt aan je lippen als je iets zegt.

Hoe kun je ervoor zorgen dat de energiebalans weer in harmonie komt?

Dat een team veel energie wil stoppen in hun ontwikkeling is natuurlijk niet het probleem; het is aan de teamleden zelf om te bepalen hoe hard zij willen werken. De moeilijkheid zit in dit geval wellicht meer in het uitbesteden of delen van de verantwoordelijkheid met jou. Daardoor ontstaat bij de coach het gevoel achtervolgd te worden door het team.

Het ontstaan van deze situatie kan liggen aan het niet overeenkomen van de verwachtingen die de coach en het team van elkaar hebben. Het team verwacht meer van de coach dan hij wil en kan bieden. Dit kan vele oorzaken hebben. Belangrijk in deze situatie is dat het team en de coach met elkaar rond de tafel gaan, de verwachtingen uitspreken, en bespreken op welke manier de coach beschikbaar is voor het team.

De energieverdeling tussen de coach en het team dient in harmonie te zijn. Als de coach te veel energie levert voelt het team zich achtervolgd. Als de coach minder energie geeft dan het team, klaagt het team de coach aan.

Aandachtspunten

- Reageer zelfbewust. Ook als je geen advies kunt bedenken.
- Wees bescheiden over je advies.
- Geef één of mogelijk meerdere adviezen zodat de adviesontvanger kan kiezen.
- Laat je advies beoordelen.
- Houd rekening met de uitvoerbaarheid door het team.
- Wees bereid je advies te laten voor wat het is. Ga het dus niet verkopen waardoor het team zich onder druk gezet zou kunnen voelen.
- Maak ongevraagde adviezen gevraagd.
- Als om jouw advies wordt gevraagd, geef dat dan. Vraag om eventuele aanvullende informatie als je niet direct een advies kunt bedenken. Stel geen tegenvragen als 'Wat heb je al geprobeerd?'
- Zorg dat de energieverdeling tussen het team en de coach in balans blijft.

4
Begeleiden van conflicten

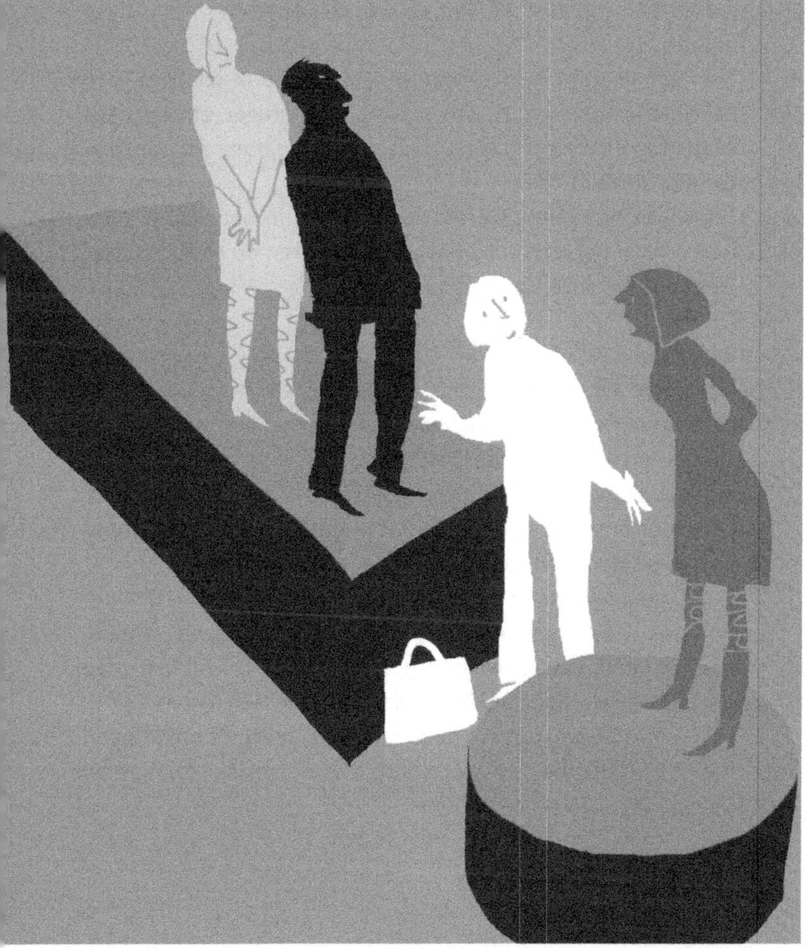

De teamcoach in een zelfsturende organisatie krijgt vroeg of laat te maken met conflictmatige situaties in de teams. Ruzie maken lijkt (helaas) wel inherent te zijn aan onze menselijke natuur.

Tegelijkertijd hebben mensen, en dus ook coaches, een hekel aan conflicten; ze zijn er bang voor, krijgen er negatieve stress van en weten vaak niet wat zij moeten doen als zij in een conflict verzeild raken.

In dit hoofdstuk wordt inzicht geven in het begrip 'conflict' of meningsverschil en wordt besproken op welke manier de coach hiermee kan omgaan.

WANNEER SPREKEN WE VAN EEN CONFLICT?

Conflicten hebben te maken met tegenstellingen. Dat is evident. Maar, om last te hebben van een conflict moet er ook sprake zijn van een bindende factor, anders kun je je schouders ophalen en weglopen. In een organisatie is dat gemeenschappelijke belang meestal het feit dat je samen in een team werkt en van elkaar afhankelijk bent bij de uitvoering van je taak.

Tegenstellingen hoeven niet conflictmatig te zijn. Ze openen ook mogelijkheden om problemen eens op een andere manier op te lossen waardoor er een beter kwaliteitsniveau bereikt kan worden. Beide partijen zijn dan bereid om ook te kijken naar de waarde van de mening van collega's en de eigen mening 'in te ruilen' voor een betere. In dergelijke situaties zal het woord 'conflict' bij niemand opkomen. Dan spreken we eerder over 'een interessante discussie'.

Het wordt echter wel conflictmatig wanneer een teamlid niet zo inleveringsbereid is en de anderen overrulet met zijn mening. Als daar dan ook nog bijkomt dat er kwaad gesproken wordt over enkele collega's, teamleden buitengesloten gaan worden, men elkaar extra scherp gaat bekritiseren en openlijk schofferen, dan spreken we toch wel van een conflict. In zelfsturende teams is een conflictmatige situatie onder andere te herkennen aan de constatering dat de besluitvorming niet meer gebeurt op basis van consensus. De teamleden die de meeste macht hebben bepalen in feite wat er wordt afgesproken. De andere stemmen voor 'de lieve vrede' dan maar in met besluiten waar zij het eigenlijk niet mee eens zijn.

Een dergelijke sfeer in een team is zeer stressvol en vaak ziekmakend voor de teamleden. Ook de kwaliteit van het werk wordt er meestal niet beter op.

Een conflict is een situatie waarbij meningen botsen, de partijen een gezamenlijk belang hebben, en bij het zoeken naar oplossingen laten blijken niet of nauwelijks rekening te willen houden met de ander.

WAT ZIJN REDENEN OM EEN CONFLICT TE HEBBEN?

Eigenlijk elk onderwerp dat in een team wordt besproken kan aanleiding geven tot een conflict. Van het verschil van inzicht over de inrichting van het kantoor tot de manier van behandelen van een terminale patiënt of de manier waarop de teamleden elkaar kunnen bereiken in geval van nood. Het zijn echter niet de thema's of het verschil van inzicht die zorgen voor een conflictmatige situatie, maar de mensen die ermee omgaan.

Machtswellust, controlebehoefte, het beter denken te weten dan de ander, zichzelf meer waard vinden dan een ander, korte lontjes...; het zijn allemaal karaktertrekken die samenwerkingssituaties gecompliceerd maken en die juist de kop opsteken op de momenten dat er een verschil van mening is.

En soms is er niet eens een inhoudelijk verschil van mening nodig om een conflict te hebben, maar sommigen maken al ruzie wanneer zij een antipathie tegen iemand hebben. Deze antipathie wordt dan via de inhoud, het onderwerp waar een verschil van mening over is, afgereageerd.

Maar ook mensen die tijdelijk niet lekker in hun vel zitten (door privéproblemen, sluimerende ziektes, te druk door mantelzorgen enzovoort) reageren hun ongemak soms af op hun teamleden. Niemand weet dan waar die plotselinge irritaties vandaan komen en ook in die situaties kan er in een team een zeer gespannen sfeer zijn.

Kortom, er kunnen legio redenen zijn waarom conflicten in een team ontstaan. Bij het werken met de OIM worden deze redenen echter niet geanalyseerd. Daar wordt gekeken naar wat de teamleden met elkaar willen oplossen.

Het analyseren en vervolgens benoemen van het soort conflict past ook niet binnen de werkwijze van de OIM. Bij het toepassen van de OIM worden doelen geformuleerd en vervolgens wordt gekeken hoe die doelen gerealiseerd kunnen worden. Ieder probleem is uniek en verdient een unieke oplossing, passend bij de betrokkenen. Daarom is het niet nodig te weten in welke categorie een probleem past, en dus welke oplossing het best zou werken.

Er zijn legio redenen om een conflict te laten ontstaan. Om een conflict goed te kunnen behandelen is het niet nodig dit uitvoerig te analyseren. De vraag: 'Wat wil je bereiken?' is belangrijker dan de vraag 'Wat is er aan de hand?'

WAAROM ZIJN CONFLICTEN LASTIG?

Maar waarom vinden wij conflicten eigenlijk zo lastig en moeilijk te hanteren? Een belangrijke reden is waarschijnlijk de angst om uit de groep gestoten te worden. Want als je alleen komt te staan ben je kwetsbaar. Dit is een van de basisangsten van de mens.

Iets anders wat conflicten 'eng' en vervelend maakt is de angst voor escalatie. Want, als de boel ontploft wat moet je dan doen?

Coaches schrikken er soms voor terug om iets te doen als zij een conflict zien ontstaan, want stel je voor, als ik me ermee bemoei gaat het misschien juist escaleren. Geen slapende honden wakker maken dus. En ook: 'De teamleden klagen niet, dus het zal wel meevallen.' 'Ik zie wel dat Marjolein een vervelende rol speelt in dat team, maar heb ik gelijk en vinden de andere teamleden dat ook? En als ik er iets van zeg, wie weet wat er dan gebeurt?' of 'O jee, ben ik wel capabel om de situatie te begeleiden als de "beerput" wordt opengetrokken?'

Allemaal overwegingen van de coach om het 'nog even af te wachten'. Soms terecht, maar vaak ook ingegeven door angst. En we weten allemaal dat angst een slechte raadgever is! Door erop te hopen dat teamleden zich 'netjes' zullen gedragen en dat 'het conflict misschien wel meevalt', bedient de coach zich van struisvogelpolitiek. Daarmee zal het niet minder lastig worden. De coach is daardoor echter niet voorbereid.

Omschrijf wat er kan gebeuren wanneer een team een conflict heeft. Omschrijf ook wat je daar lastig aan vindt. Bedenk vervolgens mogelijkheden om ermee om te gaan als de situatie zich in de praktijk voordoet.

HERKENNEN VAN SLUIMERENDE CONFLICTEN

Als het enigszins mogelijk is, is het verstandig conflicten in een vroeg stadium bespreekbaar te maken. De irritaties zijn dan misschien nog niet zo hoog opgelopen en de meningen nog niet verhard. Grote kans dat het meningsverschil op een prettige manier uitgepraat kan worden.

Het is niet altijd duidelijk of er een sluimerende conflictsituatie is. Wat voor het ene team een harmonieuze status quo betekent, kan voor het andere team het begin zijn van een heel vervelende samenwerking, terwijl de coach in beide teams dezelfde signalen waarneemt. Enige voorzichtigheid in het oordeel is dus wel geboden; voor je het weet laat je jouw interpretatie van de situatie gelden als waarheid. Niettemin zijn er toch wel signalen die op een conflictmatige situatie kunnen wijzen.

- Veel besluiten worden buiten de vergadering genomen door mensen die toevallig bij elkaar zijn. Er is dus geen consensus. Zeker als het kleine groepje uit steeds dezelfde mensen bestaat die ook nog een wat dominante plek in het team hebben, kan dat op den duur aanleiding geven tot wrijving. De coach kan stimuleren meer onderwerpen in het teamoverleg te behandelen en het belang van consensus te benadrukken.
- Overenthousiaste teamleden. Sommige mensen vinden het zelfsturingsconcept zó geweldig dat zij zich er helemaal in verliezen. Deze teamleden gaan dan vaak voorbij aan de noden van de anderen en dat gaat irriteren. De andere teamleden gaan voorzichtig protesteren: 'Ja, dat kun jij wel geweldig vinden, maar ik heb een andere mening.' De coach kan het enthousiaste teamlid leren meer de vraag 'Wat vinden jullie hiervan?' te stellen. De andere teamleden zouden zichzelf meer serieus moeten nemen in hun tegenargumenten en zich niet moeten laten overrulen.
- Ontevreden, strakke gezichten van sommige teamleden. Als dat niet hun natuurlijke gezichtsuitdrukking is kan dat duiden op een ontevreden en machteloos gevoel. De coach kan eens een gesprek aanknopen om te kijken of er iets niet goed loopt in het team.
- Teamleden bellen regelmatig de coach om te klagen over collega's of met vragen over situaties in het team. 'Is het

eigenlijk de bedoeling dat...?' Vervolgens wordt er een dubieuze zaak beschreven. De coach zou dan 'op scherp' moeten komen te staan. Als er dan ook nog bij gezegd wordt 'Je hebt het niet van mij, hoor', kun je ervan overtuigd zijn dat sommige teamleden bang zijn voor de gevolgen van het uit de school klappen. Dat is natuurlijk absoluut niet de bedoeling. De coach zal in dit team de vinger aan de pols moeten houden. Bijvoorbeeld door regelmatig het overleg bij te wonen en te stimuleren dat er gezamenlijk beslissingen worden genomen. Het kan ook helpen om individuele gesprekken te voeren met teamleden waarvan je ziet dat zij een intimiderende of overheersende manier van communiceren hebben.

- Groepsvorming kan een voorbode zijn van het uit elkaar vallen van de groep; 'zij tegen wij'. De subgroepen zijn het helemaal met elkaar eens en wanneer José uit de ene groep het oneens is met Carla uit de andere groep worden deze teamleden met verve verdedigd door de 'eigen' subgroepleden. De coach kan groepsleden persoonlijk uitnodigen hun mening te geven, waardoor de kliekvorming mogelijk doorbroken wordt. Bijvoorbeeld de vraag aan Mark van de groep 'Carla': 'Wat betekenen de argumenten van José voor jouw werkwijze?' of 'Waarom vind jij het voorstel van Carla een goed idee?' Door de subgroepleden onderling te laten beargumenteren waarom ze elkaars voorstel goed vinden, stimuleer je dat zij zelfstandiger gaan denken en zich misschien losmaken uit de subgroep.
- Soms komt het voor dat het team geen initiatieven meer neemt om de coach te raadplegen. Dat zou kunnen betekenen dat enkelen het team 'terroriseren' en de baas spelen over hun collega's. Wanneer de coach erbij gehaald zou worden kan dat het einde zijn van hun alleenheerschappij en dat is natuurlijk niet de bedoeling, vinden zij. Uiteraard weet je niet wat er aan de hand is als een team geen initiatieven neemt. Klakkeloos aannemen dat er iets mis is,

is te gemakkelijk dus ga je op onderzoek uit. De coach kan zichzelf uitnodigen in een teamoverleg en eens kijken hoe het gaat. Mogelijk is het team te motiveren om de teamsamenwerking eens te checken op een aantal punten.

Neem signalen die wijzen op een conflictmatige situatie serieus en bedenk een strategie waardoor de verschillen van mening bespreekbaar worden.

ESCALATIE VAN EEN CONFLICT

Sluimerende conflicten kunnen, ondanks jouw bemoeienis, toch escaleren. Er wordt een grens overschreden of teamleden krijgen er last van dat andere collega's een bepalende rol in het team innemen. Mensen worden wel boos op elkaar, en als er goede afspraken gemaakt kunnen worden kan een dergelijk gesprek de lucht klaren. Wanneer deze uitbarstingen echter regelmatig gaan voorkomen en de afspraken niet worden nagekomen zie je dat de tolerantie ten opzichte van elkaar minder wordt en het steeds moeilijker wordt om zaken goed uit te praten. Het vertrouwen in elkaar loopt deuken op; steeds beterschap beloven, maar vervolgens toch weer de ander onheus bejegenen werkt niet goed.

Vaak zie je dat er iedere keer opnieuw een status quo wordt bereikt en de teamleden weer even 'door' kunnen. De coach hoort dan: 'We hebben weer goede afspraken gemaakt en we hebben er echt goede hoop op dat het nu goed zal gaan.'

Maar, als de conflicten worden veroorzaakt door botsende karakters of door teamleden die het nu eenmaal graag voor het zeggen hebben en daar niet op gecorrigeerd willen worden, blijft het conflict potentieel aanwezig in het team. Iedere keer opnieuw zal, als er een grens wordt overschreden, het conflict de kop opsteken en zelfs escaleren.

Een van de redenen dat het conflict keer op keer escaleert kan liggen in het gegeven dat men het soms moeilijk vindt om 'het beestje bij de naam te noemen'. Er worden dan wel afspraken gemaakt, maar dat zijn in de regel kleine brandjes die worden geblust, terwijl de werkelijke grieven niet worden benoemd. Er worden dan bijvoorbeeld afspraken gemaakt over de taakverdeling: 'Als we de taken maar evenwichtig over alle teamleden hebben verdeeld voelt iedereen zich verantwoordelijk en dan komt het goed.' Dat Marieke, hoe de taken ook verdeeld zijn, toch op alle vragen antwoord geeft, anderen vertelt hoe zij hun werk moeten doen en dat dan ook nog doet op een manier waarbij steeds 'met het vingertje wordt gewezen', komt niet aan de orde. Want wie weet wat er dan gebeurt...?

In sommige culturen is het moeilijker om rechtstreeks te zijn dan in andere. Waar het niet gebruikelijk is zie je dat conflicten langer blijven bestaan, en dus de tijd krijgen om erger te worden. En vaak heeft dat een hoger ziekteverzuim, een slechtere kwaliteit van werken en/of een groter verloop tot gevolg. Wat kan de coach doen?

DE 'PIJN' BENOEMEN

Wanneer de coach bij een team komt waar sprake is van een conflict, kan hij om te beginnen altijd vragen naar wat iedereen (individueel) wil bereiken (zie ook de beschrijving bij de paragraaf *Doel* in hoofdstuk 2).

Waarschijnlijk komen er dan antwoorden als: 'Dat we weer alles tegen elkaar kunnen zeggen', 'Dat we weer gewoon plezier in ons werk hebben', 'Dat iedereen zijn afspraken eens een keer nakomt' of 'Dat sommige mensen eens wat meer respect voor elkaar zouden opbrengen.' Uiteraard krijg je dan al wel een idee waar de schoen wringt. Als je deze vaagheden niet verder uitdiept en daarop doorvraagt met 'Hoe zou je dat kunnen realiseren?', zou aan het eind van het gesprek de afspraak gemaakt kunnen zijn dat 'iedereen moet kunnen zeggen wat hij wil, zonder dat de ander kwaad wordt. Als dat toch gebeurt spreek je elkaar daarop aan'. Dat is niet echt een concrete afspraak. Niemand hoeft zich aangesproken te voelen. Tijdens de evaluatie een paar weken later kunnen er twee dingen worden gezegd: 'Eigenlijk heeft zich niets meer voorgedaan' of 'Toen ik Nick aanspraak omdat hij zich niet aan de deadline hield, kreeg ik een grote mond. Nou, toen heb ik maar niets meer gezegd.'

Wie de aanstichter is van de ellende blijft hiermee onduidelijk. Terwijl het juist interessant wordt wanneer dat wel duidelijk wordt. Want de opmerking van Marieke 'Dat we weer alles tegen elkaar moeten kunnen zeggen' impliceert natuurlijk dat Marieke eigenlijk wel iets tegen iemand zou willen zeggen, maar dat niet durft of daar geen gelegenheid voor krijgt. Of, als zij iets zegt er geen goed gesprek gevoerd kan worden. Ook is het interessant om te weten wát Marieke niet kan zeggen. Dus de vraag van de coach zou kunnen zijn: 'Tegen wie zou jij wat willen zeggen en waarom kan dat niet?' Van belang is dan om vast te houden aan je vraag totdat er antwoord komt; als de teamleden al weken, maanden of soms jaren gewend zijn om *niet* precies te zeggen waar zij last van hebben, vergt het wat tijd en doorzettingsvermogen om daar doorheen te breken. Zijn mensen echt niet genegen om concreet te worden dan kun je er misschien voor kiezen om een andere vorm voor te stellen. Misschien werkt het dan wel beter om ieder teamlid individueel te spreken om duidelijk te krijgen wat er veranderd zou moeten worden in het team.

Het zal duidelijk zijn dat de coach geen genoegen hoeft te nemen met het eerste de beste antwoord. Juist bij het concretiseren van doelen en wensen ligt er een belangrijke taak voor de coach. Voor de betrokken teamleden is het vaak te bedreigend om deze vragen aan hun collega's te stellen. Deze drempel wordt hoger als er sprake is van een conflictmatige situatie. Het teamlid dat zijn nek wel durft uit te steken krijgt (soms via een omweg) op niet zachtzinnige wijze te horen dat zijn collega daar niet van gediend is.

VERBINDEN MET DE PROCEDURE

Door je als coach op de procedure te richten blijf je uit de inhoud. Wanneer je mee gaat doen in het zoeken naar inhoudelijke oplossingen ga je zelf een mening vormen en op basis daarvan loop je risico om onderdeel van het conflict te worden en druk te gaan zetten naar de teamleden om overeenstemming te bereiken. Wanneer je je concentreert op de *manier waarop* het team tot overeenstemming zou kunnen komen, maakt het je helemaal niet uit of zij wel of geen afspraken maken. Wanneer je een stemmetje voelt opkomen wat zegt dat de ene afspraak toch echt beter werkt dan de andere, ben je dus aan het oordelen over de inhoud.

Eerder hebben we gezegd dat het onmogelijk is om *geen* oordeel te hebben en het voorgaande lijkt daarmee in strijd. Echter, als je je verbindt met de manier om tot afspraken te komen, zal het je eerder lukken om de inhoud los te laten. In het hoofdstuk over adviseren wordt genoemd dat de coach wel een advies kan geven over de inhoud, maar dat het advies bedoeld is om het team verder te helpen in het zoeken naar voor hun werkbare afspraken. Het advies wordt dan gezien als een onderdeel van de coachingsmethodiek. Zelfs door het geven van inhoudelijke adviezen kan de coach dus gericht blijven op het proces.

OVEREENKOMEN VAN DE WERKWIJZE

Om een optimaal resultaat te bereiken is het van belang dat je het commitment van de teamleden hebt met betrekking tot de te volgen procedure. Daarbij hebben de teamleden dezelfde informatie nodig als jij om te kunnen kiezen voor de werkwijze die je voorstelt. Het is *hun* conflict en zij zullen pas de verantwoordelijkheid voor de procedure willen nemen als zij de mogelijke consequenties kunnen overzien. Soms is het even zoeken naar een procedure die door iedereen wordt onderschreven.

In het onderstaande voorbeeld hebben een aantal teamleden een conflict met één andere collega, Petra. Petra houdt zich niet aan teamafspraken, vertelt leugens die gemakkelijk te achterhalen zijn, maakt collega's zwart bij klanten en reageert erg agressief wanneer iemand haar daarop aanspreekt. Het team (zonder Petra) raadpleegt de coach met de vraag: 'Wat moeten wij doen want wij hebben genoeg van het gedoe.' Het volgende gesprek zou kunnen plaatsvinden.

Coach: 'Jullie zouden een opsomming kunnen maken van de dingen die zijn misgegaan, die aan haar voorleggen en daar proberen afspraken over te maken.'
Teamlid A: 'Zo, dat wordt dan wel een lange lijst. Dat lijkt me een heel vervelend gesprek worden.'
C.: 'Ja, maar ik denk dat je wel inzicht krijgt in wat er aan de orde is.'
TA.: 'Ja, misschien wel.'
TB.: 'Nou ja, laten we maar eens kijken of dat lukt.'
TC.: 'Ik weet het niet, er zijn zo veel dingen gebeurd dat ik me afvraag of je dat nu allemaal moet gaan opschrijven...'
C.: 'Dan heb je in ieder geval een overzicht en het is altijd gemakkelijk om zo'n gesprek te voeren als je de voorbeelden paraat hebt. Nou, dan hoor ik wel wat het vervolg is.'

Het kan ook als volgt verlopen.
C.: 'Jullie zouden een opsomming kunnen maken van de dingen die zijn misgegaan, die aan haar voorleggen en daar afspraken over maken. Het voordeel voor jullie en voor Petra is dat je alles op een rij hebt en dan afspraken kunt maken waarmee al die verschillende situaties opgelost kunnen worden, in plaats van dat je elk voorbeeld apart aan haar voorlegt.'
TA: 'Ja, maar ik denk dat het een heel lange lijst gaat worden en dat het een heel vervelend gesprek wordt.'
C.: 'Wat zou jij liever doen?'
TB.: 'Ik zou veel liever willen kijken of we het niet kunnen beperken tot een paar kritiekpunten. Al die foute dingetjes die

zij heeft gedaan die erkent ze wel, en dan doet ze dat ook beter, maar dan komt er wel weer wat anders. Zij komt gewoon haar afspraken niet na en houdt geen rekening met ons.'

C.: 'Dan zou je misschien kunnen aangeven wat de hoofdpunten zijn waar jullie last van hebben en wat je daarin veranderd wilt zien en waarom. En haar de vraag stellen of zij dat wil, maar ook *kan* veranderen. Dan praat je niet over voorbeelden, maar over haar wens en intentie om op een plezierige manier met jullie samen te werken.'

TA.: 'Ja, dat lijkt me beter, want het gesprek over de voorbeelden hebben we al zo vaak gevoerd.'

C.: 'Stemmen jullie daar allemaal mee in?'

TABC.: 'Ja.'

C.: 'Kan ik daarbij nog iets voor jullie betekenen?'

TB.: 'Ik zou het wel fijn vinden als je bij dat gesprek zou willen zijn.'

TAC.: 'Ik ook.'

C.: 'Dat kan. Je kunt van mij verwachten dat ik het gesprek leid, en zorg dat jullie standpunten allemaal aan bod komen. Zowel die van jullie als van Petra. Is dat goed?'

In het eerste gesprek is er verzet tegen de werkwijze die wordt voorgesteld. De coach gaat niet in op de bezwaren, maar herhaalt nog eens waarom zijn werkwijze goed is. De teamleden zullen deze werkwijze waarschijnlijk niet volgen.

In het tweede voorbeeld gaat de coach *wel* in op de bezwaren van de teamleden en volgt hun ideeën om daarmee tot een werkwijze te komen die *wel* door iedereen wordt onderschreven.

GEZICHTSVERLIES VOORKOMEN

Als de conflictpartners tot elkaar willen komen is het onvermijdelijk dat een van de twee, of allebei, zijn mening bijstelt. En dat valt niet altijd mee, want (juist in conflictmatige situaties) dat kan als een afgang worden gezien, of als het verliezen van de strijd. Conflicten bestaan omdat op zijn minst een van de partijen wil winnen, eventueel ten koste van de ander. Als een teamlid instemt met een voorstel van de 'tegenpartij' heeft hij het idee dat hij verliest, en dat voelt niet prettig. Als de coach wil stimuleren dat de partijen tot elkaar komen, zal hij hiermee rekening dienen te houden.

Daarom is het belangrijk dat als een teamlid van gedachten verandert, je daar geen ophef over maakt. Het kan best verwarrend zijn als Liza, die altijd heeft vastgehouden aan een mening, ineens haar mening bijstelt. Een collega, en soms ook de coach, is dan geneigd iemand daarover aan te spreken: 'Huh, hoe kan dat nou, vorige week vond je *wel* dat als we geen vervanging hebben, Ineke dan maar niet op vakantie moet gaan!' Je 'pakt' iemand dan op in het verleden gedane uitspraken terwijl het eigenlijk heel prettig is dat diegene van mening is veranderd.

Als de coach regelmatig teamleden 'ter verantwoording roept' omdat zij van mening veranderd zijn, stimuleert hij eigenlijk dat zij het gevoel hebben verloren te hebben. Zelfs als je diegene prijst om zijn veranderde mening kan dat een negatief effect hebben. Ook dan maak je in feite zichtbaar voor iedereen dat hij zich voegt naar zijn collega's, en dus 'verliest'. Als je niets zegt laat je daarmee blijken dat het heel normaal is om van mening te veranderen.

PARTIJDIG OF ONPARTIJDIG?

Iedere coach weet dat je onpartijdig moet zijn bij het begeleiden van conflicten. De teamleden zijn er echter op gefocust om bij jou tekenen van medestand te ontdekken. En alles wat er dan op wijst dat jij 'op de hand' van de ene partij bent, kan betekenen dat je niet meer acceptabel bent voor de andere partij. Je kunt je misschien zo gaan gedragen dat je op geen enkele manier laat blijken wat jouw mening is, maar waarschijnlijk ziet dat er onnatuurlijk uit. De teamleden zien je als een sfinx of als een robot die alleen maar vragen stelt. De teamleden zullen niet zo veel hoogte van je kunnen krijgen.

Er wordt ook vaak een ijkpunt gezocht: 'kan iemand ons misschien zeggen of wij het al of niet goed doen, of wie van ons 'fout' zit?'

Soms is het beter om gewoon je mening te geven. Zeker in gevallen wanneer een teamlid zondigt tegen de normen van fatsoen (andere collega's regelmatig schofferen, zijn afspraken niet nakomen, anderen manipuleren, leugens verkondigen en dergelijke) en teamleden zich niet houden aan de gedragscodes van de organisatie (declaratierichtlijnen, planningsrichtlijnen).

Als je bij het geven van je mening refereert aan de geldende afspraken zal het voor ieder duidelijk zijn dat je wel zegt wat je ervan vindt, maar dat je jouw mening afmeet aan voor iedereen inzichtelijke afspraken, kaders of normen. Op deze manier blijf je toch objectief. Hoewel op het gebied van fatsoensnormen de meningen wel eens kunnen verschillen. En bovendien, wat is 'waar'? Dat is dan ook vaak het gebied waar zich de lastigste conflicten voordoen.

De coach zou bijvoorbeeld het volgende kunnen opmerken: 'Herma, ik vind dat je op deze manier niet met je collega's kunt omgaan. Mensen worden bang voor je en ik zie dat ze geen initiatieven meer nemen. Dat druist in tegen de uitgangspunten van het werken in een zelfsturend team. Zou jij je gedrag kunnen wijzigen op een manier waardoor jij met je collega's een prettiger samenwerking krijgt?'

Wat je steeds probeert is de meningsvorming in de groep te beïnvloeden en te kijken of je de partijen bij elkaar kunt brengen. De coach kan dus een mening geven zonder dat hij partij wordt.

DE PENDELSTRATEGIE

Een conflict kan zodanig verhard zijn dat de teamleden niet meer met elkaar rond de tafel willen. Het werk wordt nog wel gedaan, maar ieder voert zijn eigen taak uit en alleen de hoogst noodzakelijke communicatie vindt plaats. Enkele leden van het team roepen jouw hulp in of je neemt zelf het initiatief om te kijken of het conflict kan worden opgelost. Wat doe je dan?

Je bent misschien geneigd om de partijen rond de tafel krijgen, want als *dat* gelukt is zullen zij ook wel willen praten over hun conflict. Het rond de tafel krijgen van de partijen kan echter veel tijd en energie vragen van zowel de coach als de teamleden. Ook loop je risico dat de conflictpartners zich tot jou richten. *Jij* wilt graag dat zij rond de tafel gaan met elkaar. Als zij met elkaar aan tafel gaan zitten doen zij dat misschien voor jou en als je niet uitkijkt wordt je nog onderdeel van het conflict ook! Je kunt de teamleden ook serieus nemen in hun beslissing en *geen* moeite doen om ze bij elkaar te brengen, maar gewoon aan de slag gaan met partijen afzonderlijk. Wat je doet is tussen de partijen pendelen en ze via jou laten zeggen wat ze eigenlijk tegen hun collega willen zeggen. Een gesprek met een teamlid zou als volgt kunnen verlopen.

Dick: 'Nou, ik praat niet meer met haar. Dat moet iemand anders maar doen.'
Coach: 'Ik zou met haar namens jou kunnen praten.'
D.: 'Dat lijkt me een goed idee. Dan kun jij ook eens ervaren wat een gekke dingen zij zegt.'
C.: 'Zou kunnen. Wat wil je dat ik tegen Mieke zeg?'
D.: 'Dat ze niet meer zo roddelt over mij tegen de andere collega's. Ze maakt me bij iedereen zwart. Mensen beginnen mij te mijden. Ze gaan me vragen stellen en ik merk dat ik me onderhand een buitenstaander voel. Achteraf moet ik bijvoorbeeld horen dat zij een teamlunch heeft georganiseerd op mijn vrije

dag. Ik vind het niet meer werkbaar. Zo langzamerhand is het voor mij echt "zij eruit of ik eruit".'

C.: (Pakt pen en papier.) 'Kan ik dat zo tegen haar zeggen?'

D.: 'Nou, dat is misschien een beetje kort door de bocht. Zeg maar dat ik het niet leuk vind dat ze zo over me praat tegen anderen.'

C.: (Schrijft de zin letterlijk op zodat Dick dat ook kan zien.) 'Wat wil je nog meer dat ik tegen haar zeg?'

D.: 'Dat ik me door haar gedrag buiten het team voel staan en dat voelt niet goed.'

C.: (Schrijft ook die zin op.) 'OK, wat wil je nog meer zeggen?'

D.: 'Dit is wel het belangrijkste.'

De coach plant een gesprek met Mieke en geeft door wat Dick tegen haar zou willen zeggen. Ook bij Mieke zal de coach regelmatig de vraag stellen: 'Wat kan ik tegen Dick zeggen?'

Op deze manier breng je de conflictpartners toch met elkaar in contact. Ook hier is het weer belangrijk dat je als coach niet oordeelt over wat er wordt gezegd en op welke manier. Een opmerking als 'Ja, maar Mieke, dat kun je toch zo niet tegen Dick zeggen?' maakt weer dat je je mengt in het conflict. Het opschrijven en misschien nog een keer voorlezen van wat je gaat zeggen maakt dat de over te dragen boodschap de verantwoordelijkheid blijft van de conflictpartners.

Soms vinden de conflictpartners (of een hen) het erg omslachtig en misschien ook een beetje kinderachtig om de gesprekken via jou te voeren. Als zij merken dat je beide conflictpartners niet veroordeelt, zou het kunnen zijn dat zij inmiddels zo veel vertrouwen hebben in jou dat ze met jou erbij *wel* rond de tafel willen.

Op het moment dat je beide collega's aan tafel hebt kan het gesprek nog steeds via jou lopen: Mieke vertelt aan jou wat zij eigenlijk aan Dick zou willen zeggen. Om ze toch weer met elkaar in gesprek te brengen vraag je aan Dick: 'Wat vind jij van wat Mieke vraagt aan jou?' Je gaat er nog wel even tussen zitten omdat zij jou in die positie manoeuvreren en zodra zij de draad zelf oppakken hoeft dat uiteraard niet meer. Dat gaat meestal automatisch. Dan hoef je dus *niet* te zeggen: 'Je hoeft het niet tegen mij te vertellen want ik heb geen probleem met jou. Vertel het maar tegen Dick.' Wat je dan doet is een probleem maken van iets wat voor de conflictpartners een beetje hoort bij de positie waar ze op dat moment in zitten. Ze moeten dan iets oplossen (tegen elkaar praten) wat zij, gegeven het conflict, juist heel erg moeilijk vinden. Als je dat natuurlijk laat gebeuren, gebeurt het waarschijnlijk eerder dan dat je het benoemt en het kost minder moeite.

Dick kan zelf ook aangeven dat hij het wel fijn zou vinden als de coach dat gesprek voor hem zou aangaan. Sommige coaches zijn dan geneigd om dat te weigeren omdat zij vinden dat Dick dat zelf moet kunnen. Zij vinden het juist betuttelend om als 'boodschapper' te werk te gaan.

Door het over te nemen en heen en weer te pendelen laat je de verantwoordelijkheid voor de manier waarop Dick en Mieke tot elkaar komen bij hen. Als zij het kinderachtig vinden geven zij dat wel aan en anders is het misschien een heel fijne manier om een brug tussen de twee te slaan. Ook hier geldt weer: waarom zou je oordelen?

> Door te pendelen tussen de conflicterende partijen kan de coach wellicht een brug slaan.

DE COLUMBOSTRATEGIE

Misschien herinnert u zich de televisieserie over de detective Columbo nog wel. De charmante en verstrooide politie-inspecteur die op schitterende wijze werd gespeeld door Peter Falk. Op zijn eigen manier kreeg hij de boef altijd aan het praten.

Hij deed dat door met veel belangstelling te luisteren en in te gaan op datgene wat zijn gesprekspartners te vertellen hadden. Hij oordeelde nooit, zelfs niet als iemand een moord had gepleegd. Als hij de boef op het eind van de aflevering had gevangen, kon hij op een manier kijken waaruit bleek dat – ook al doet iemand iets wat niet door de beugel kan en wat bestraft moet worden – hij toch compassie kon voelen voor de dader. Niemand doet iets zomaar.

Deze houding is ook van toepassing op het werk van de coach als het gaat om het begeleiden van conflicten.

Je bent snel geneigd om te kijken 'wat er waar is', en 'wie de schuld heeft'. Als je dat kunt loslaten kun je heel geïnteresseerd blijven doorvragen op doelen en motieven van alle teamleden.

Een team kan in een situatie verkeren waarbij een van de teamleden (Tom) alles naar zich toetrekt, erg heftig reageert op kritiek en eigenlijk direct spijt heeft van wat hij doet. Je kunt dan zeggen dat dat natuurlijk niet kan. Maar je kunt ook belangstellend doorvragen naar de beweegredenen van Tom en vragen wat hij ervan vindt dat zijn collega's er zo'n last van hebben. (Je kunt dit overigens alleen belangstellend doen als je die belangstelling *werkelijk* voelt, anders is het een truc. En trucs worden altijd doorzien.) Doordat hij zich niet veroordeeld voelt zal Tom misschien zijn verdediging laten vallen en dingen zeggen die openingen kunnen bieden, waardoor de samenwerking met de collega's verbeterd kan worden. Je kunt dan ook precies zeggen waar het op staat; als Tom het benauwd krijgt en voelt dat hij zich op een onacceptabele manier gedraagt, zou hij aan je kunnen vragen of zijn gedrag er nu toe leidt dat hij uit het team wordt gezet. Je kunt dan heel genuanceerd zeggen (zonder partijdig te worden): 'Als je met dit gedrag doorgaat voorzie ik dat jouw collega's dat op een zeker moment niet meer zullen accepteren, en mogelijk niet meer met je willen werken. Wat vind je daarvan?' Je bent dan heel duidelijk en direct en staat als het ware naast Tom.

De coach neemt alle teamleden serieus en oordeelt niet over wie 'schuld' heeft. Daardoor is hij acceptabel voor alle partijen.

DE EMOTIES LOPEN HOOG OP

Een conflict kenmerkt zich onder andere door het hoog oplopen van de emoties. Bij de teamleden, maar daardoor soms ook bij de coach. Onder emoties verstaan we verdriet, angst, woede en blijheid. Die laatste levert meestal niet zo veel problemen op, maar de eerste drie kunnen de coach nog wel eens wat hoofdbrekers bezorgen.

Emoties zijn er natuurlijk altijd. Alleen zijn die in de regel niet zo heftig dat we daar last van hebben. Van blije emoties kunnen we niet genoeg krijgen. Bij bedroefde mensen weten we eigenlijk niet zo goed wat we moeten zeggen, en voor woedende mensen zijn we vaak bang. Angstige mensen moeten zich gewoon niet zo aanstellen: '*Daar* hoef je toch niet bang voor te zijn... kom op joh, erop af!'

Emotionele mensen kunnen wel eens kwetsend zijn, waar zij later – als de storm is gaan liggen – oprecht spijt van kunnen hebben. Maar dan is de opmerking wel gemaakt en dat kan ongewild toch altijd blijven hangen. Het teamgevoel kan door emoties van enkele teamleden dan ook behoorlijk wat schade oplopen. Dus: wat zou je kunnen doen om er constructief mee om te gaan?

Sommige communicatietechnieken pleiten voor het bespreekbaar maken van de emoties. Opmerkingen als 'Ik zie dat je daar wel verdrietig om wordt, wil je daarover praten?' of 'Ik zag je gezicht betrekken, wat voelde je toen hij dat tegen je zei?' en 'Ik voelde dat je verstijfde bij die opmerking van Jan, maar je deed er niets mee. Wat probeer je te verbergen?', maken dat de emotie aandacht krijgt. Maar iets waar je veel aandacht aan schenkt wordt groot. En dat is niet altijd wenselijk. Zeker in werksituaties willen mensen een 'normaal' gesprek kunnen voeren zonder dat zij overmand worden door hun emotie.

Op het moment dat je meer aandacht geeft aan de inhoud van het gesprek en minder aan de emoties zie je meestal dat de emotie automatisch minder heftig wordt. Je kunt de aandacht op de inhoud brengen door vragen te stellen waarover nagedacht moet gaan worden: 'Wat vind jij dat er moet veranderen in de manier waarop jullie elkaar aanspreken op fouten?' Er is dan geen energie meer voor heftige emoties en deze worden automatisch gereduceerd.

Emoties, en dan vooral boosheid en woede, kunnen er de oorzaak van zijn dat de gesprekspartners minder begrip voor elkaar kunnen opbrengen, wat dan weer een oplossing voor het probleem in de weg staat. Niet omdat ze onredelijke dingen van elkaar vragen, maar omdat ze geraakt worden door de agressie van de ander waardoor de situatie zich verhardt. Daarom is het van belang om emotiereducerend te reageren.

Emoties uiten zich voornamelijk op een non-verbale manier en worden vooral zichtbaar in de houding, de gezichtsuitdrukking en het stemgebruik. Wanneer dit op een agressieve manier gebeurt voel je je aangevallen, waardoor je je automatisch gaat verdedigen. Ook jouw reactie zal emotioneel zijn en is wellicht niet adequaat met betrekking tot de inhoud van het probleem.

Als je goed luistert naar wat wordt *gezegd* en het non-verbale gedrag weet te negeren, heb je minder last van de emotie. Daardoor voel je je minder aangevallen en zul je minder de neiging hebben om zelf emotioneel te reageren. Door je te focussen op wat gezegd wordt, is het ook gemakkelijker om inhoudelijk te reageren. Door vragen te stellen, waardoor de ander moet nadenken, kan het zijn dat de emotie bij die ander ook minder wordt. Uiteindelijk is het de bedoeling dat de gesprekspartners (inclusief de coach) weer constructief met elkaar kunnen overleggen.

Hoogoplopende emoties maken onderdeel uit van een conflictmatige situatie. Dat is nu eenmaal zo. Energie stoppen in het verminderen daarvan heeft daarom niet veel zin. Door te luisteren naar en in te gaan op wat er wordt gezegd, kan de coach in gesprek blijven en wordt hij niet meegetrokken in de emotionaliteit. Het effect is meestal dat daardoor de emoties vanzelf minder hoog oplopen.

EEN PATSTELLING, WAT NU?

De coach kan op een moment het gevoel hebben niet meer voor- of achteruit te kunnen; elk voorstel wordt afgewezen en geen van de teamleden is bereid zich een beetje te schikken naar de ideeën van een collega. Als de coach dit als zijn probleem gaat zien voelt het als een patstelling. Het team wil 'geen kant op' en dus kan de coach ook geen kant op. Feitelijk verbindt de coach zich dan met het probleem en voelt de 'dwang' van een inhoudelijk goede afloop. We hebben eerder al gezien dat dat niet het pad is wat de coach zou moeten bewandelen. De coach houdt zich bij het faciliteren van het team. En dat betekent: het stellen van relevante vragen en het voorstellen van procedures. Dat lukt niet meer als je het vervelend vindt dat de teamleden niet tot elkaar komen. Die gedachte moet je dus loslaten.

Er zijn altijd mogelijkheden te vinden om door te gaan en als je niets doet, omdat je echt geen inspiratie hebt, lost de tijd dit soort momenten ook op. Er komt vanzelf weer een moment waarop zich iets voordoet waardoor je *wel* weet wat je moet zeggen.

Dan naar het team wat in een patstelling zit. Met geen mogelijkheid lukt het hen om tot werkbare afspraken te komen. Een van de redenen kan zijn dat geen van de conflictpartners zichzelf medeverantwoordelijk voelt voor het ontstaan van het conflict. Er zijn altijd twee kanten.

- Rob mag dan zijn afspraken niet altijd nakomen, Cora maakt niet duidelijk welke consequentie dat wat haar betreft heeft.
- Wilma maakt vaak hopeloze roosters waarbij iedereen te veel reistijd kwijt is en Bert is wél degene die niets zegt en tóch volgens dat rooster aan de slag gaat.
- Hans mag dan een kort lontje hebben en iedereen die te dicht in zijn buurt komt afsnauwen, Sabine is degene die met de staart tussen de benen 'afdruipt' en tegen haar collega's klaagt over Hans.
- Paulien lijkt nooit een mening te hebben tijdens de vergaderingen, maar heeft in de wandelgangen wel commentaar op de genomen besluiten, en Steven vraagt *tijdens* de vergadering niet hoe Paulien over een onderwerp denkt.

Op deze manier kan iedereen elkaar de schuld geven. Goed beschouwd heeft iedereen dan nog gelijk ook. Als een coach dit niet doorbreekt verkeert het team inderdaad in een patstelling.

Wat de coach bijvoorbeeld kan doen is het team voorstellen om het vraagstuk van 'de schuld' te laten voor wat het is (iedereen heeft eigenlijk gelijk) en te kijken welke afspraak kan helpen om die patstelling te doorbreken. En zo niet, dan blijft het probleem bestaan. De coach zou dat niet erg moeten vinden.

CONFLICTEN DIE ONDERGRONDS GAAN

Het kan gebeuren dat een conflict opgelost lijkt; geen van de teamleden praat er nog over en als de coach in het team komt is iedereen vrolijk. Toch weet je dat het niet zo is. De teamleden zijn soms een beetje *te* vrolijk en een enkele keer maakt iemand een opmerking waarin een duidelijk verwijt doorklinkt.

Als je een vraag stelt over het conflict waarvoor je eerder bij het team was, zegt iedereen dat er niets meer aan de hand is. Ook als je een teamlid alleen spreekt wordt ontkend dat er wrijvingen zijn.

De coach kan dan niet zo veel doen; het is immers de verantwoordelijkheid van het zelfsturende team om hun conflicten al of niet op te lossen. Zolang de kwaliteit van het werk er niet onder lijdt en de sfeer goed lijkt te zijn, heb je geen reden om er een punt van te maken.

Er blijft niets anders over dan 'rekken en erbij blijven'. Regelmatig op bezoek gaan, het team attent maken op kaders en vragen stellen over situaties waarvan je vindt dat er matig wordt samengewerkt, is wat over blijft. Op termijn kan het dan inderdaad goed gaan en blijkt het team alleen wat tijd nodig te hebben gehad om een goede samenwerkingsvorm te vinden.

EEN DEEL VAN HET TEAM ROEPT JE HULP IN

In een team zijn sommige teamleden erg bepalend bij het nemen van de beslissingen. Als de anderen dat niet accepteren kan dat een bron van conflicten worden. Wanneer enkele teamleden dan de hulp van de coach willen inroepen, kan het dominante teamlid er alle belang bij hebben om de coach 'buiten de deur' te houden. Als het dominante teamlid tegen het voorstel van het uitnodigen van de coach is, komt de coach dus niet binnen, maar dan zijn ook de andere teamleden verstoken van hulp.

De coach is er echter voor alle teamleden en kan dus ook door ieder teamlid om hulp worden gevraagd. Tegelijkertijd moet je natuurlijk ook respecteren dat sommige teamleden jouw hulp (op dat moment) niet nodig hebben. Je voert de gesprekken dan alleen met degenen die jouw hulp hebben ingeroepen. Ga er echter niet van uit dat er daarna automatisch een gesprek komt met het hele team. Het kan zijn dat je het hierbij moet laten.

VERTROUWEN IN EEN TEAMLID OPZEGGEN

Een lastige situatie waar een teamcoach mee geconfronteerd kan worden, is het moment waarop de coach de mededeling krijgt dat het team het vertrouwen in een van de teamleden opzegt. Uiteraard is dat degene waarvan zij vinden dat hij de oorzaak is van de ellende in het team.

Vooral coaches die wat verder af staan van de teams hebben niet altijd in de gaten dat er iets speelt. Denk hierbij aan teams in de thuiszorg of mensen die veel in de buitendienst werken. Maar ook teams die je wel regelmatig ziet zijn soms niet open over de moeilijkheden die zij hebben en daardoor sta je soms voor verrassingen.

Het eerste wat je zou willen zeggen is: 'Waarom hebben jullie niet eerder aan de bel getrokken?!' Maar daar schiet niemand iets mee op, natuurlijk. Ze hebben dat niet eerder gedaan en op dit moment zijn de teamleden ten einde raad. De klok kan niet meer worden teruggedraaid. Dus zul je moeten reageren op de situatie zoals die zich aandient.

Net als in iedere andere organisatie kan ook in een zelfsturende organisatie iemand niet zomaar ontslagen worden. Daar hebben we ons ontslagrecht voor ontwikkeld. Zowel ter bescherming van de medewerker als van de organisatie. Dus als een team niet meer met Peter wil werken, ga ja eerst kijken (samen met het team) of er een geldige reden is en of er afspraken gemaakt zijn, zodat Peter de mogelijkheid heeft gekregen zich te verbeteren. Als dat aantoonbaar is (onder andere door middel van verslagen), kun je de situatie voorleggen aan de manager die dan een disciplinaire maatregel kan nemen.

Als dat niet het geval is, ga je in gesprek met het team *en* Peter om de mogelijkheden te bespreken, alsnog werkbare afspraken te maken en Peter de mogelijkheid te geven zich van een andere kant te laten zien. Overigens is het ook mogelijk dat wanneer je alsnog die afspraken moet gaan maken, het blijkt dat de 'schuld' niet bij Peter ligt, maar dat er iets anders in het team aan de hand is. Maar goed, stel dat Peter zich wel anders moet gaan gedragen, en het lukt hem ook, dan kan dat op termijn tot herstel van het vertrouwen in Peter leiden.

Dergelijke situaties vragen veel van het vermogen van de coach om niet te oordelen. De situatie en de reacties van de teamleden zijn dermate uitgesproken, dat het niet meevalt om je te blijven concentreren op de procedure. Als dit *wel* lukt is het resultaat dat de groep (of een aantal groepsleden) wat kalmeert en de redelijkheid inziet van het volgen van een correcte procedure. En dan geldt de uitspraak 'als er één schaap over de dam is, volgen er meer'. Als sommigen het goede voorbeeld geven doet de rest vanzelf mee.

> Een team kan pas het vertrouwen in een teamlid opzeggen als er aantoonbaar voldoende is gedaan om een werkbare situatie te bewerkstelligen.

STAPPENPLAN

Wanneer de coach wordt gevraagd een conflict te begeleiden, kan het prettig zijn om volgens een procedure te werken waarin een aantal stappen doorlopen kunnen worden. Het maakt daarbij niet uit of het om een conflict in het 'beginstadium' gaat, of om een heftig, escalerend conflict. De OIM categoriseert geen conflicten, dus je hoeft je ook niet bezig te houden met het bepalen van de fase waarin een conflict verkeert en de interventies die daarbij zouden passen. Je kiest je interventies op basis van de vijf aandachtspunten zoals deze eerder zijn beschreven.

De volgende stappen kunnen een leidraad vormen.

1 *Bepalen van de doelstelling(en)*
Het is al eerder gezegd, zonder doel kun je eigenlijk niets beginnen. Soms kan het bepalen van het doel, of de doelen, wel enige tijd in beslag nemen. We hebben het hier over conflicten en daarbij zijn de doelen van de verschillende teamleden vaak tegenstrijdig. Het is dan ook de kunst om een gemeenschappelijk doel te formuleren, zodat op basis

daarvan werkbare, gemeenschappelijke afspraken kunnen worden gemaakt. Als Harm en Anneke uitgesproken ideeën hebben over de manier waarop het scholingsbudget verdeeld zou moeten worden, maar die ideeën worden niet gedeeld door de andere teamleden, is er waarschijnlijk sprake van tegenstrijdige doelen. Het gemeenschappelijke doel zou kunnen zijn dat ieder teamlid tevreden is over de verdeling. Als dan Harm en Anneke dat doel ook onderschrijven zou de volgende vraag kunnen zijn: 'Hoe kunnen jullie ervoor zorgen dat er een zodanige verdeling komt dat iedereen tevreden is.' Als dan blijkt dat Harm en Anneke geen rekening willen houden met de wensen en belangen van hun collega's, onderschrijven zij het gemeenschappelijke doel 'tevredenheid over de verdeling van scholingsgelden' blijkbaar niet. Als zij hun doel niet willen bijstellen, kun je geen afspraken overeenkomen en ga je naar stap 6. Als zij wel rekening willen houden met hun collega's kun je naar stap 2. Het kan voorkomen dat je een aantal bijeenkomsten nodig hebt om óf een gemeenschappelijk doel te formuleren, óf erachter te komen dat dat niet lukt.

2 *Afspraken maken die noodzakelijk zijn om een werkbare situatie te realiseren*

Als je bij stap 1 overeenstemming kunt bereiken over de doelstelling, lukt het vaak ook wel om de afspraken te maken die leiden tot het realiseren van het doel. Ook is het hierbij van belang te praten over de gevolgen van het niet nakomen van de afspraken. In het voorbeeld uit stap 1 zou de afspraak kunnen zijn dat er alleen gewerkt wordt met de afspraken waarmee iedereen het ziet zitten. Harm en Anneke verplichten zich dan ook om zich te verdiepen in andermans redenen en zullen hun best moeten doen om het ook hun collega's naar de zin te maken.

3 *Een periode overeenkomen waarin met de afspraak wordt gewerkt*

4 *Indien wenselijk kunnen de afspraken worden geëvalueerd*

5 *Bij het niet nakomen van afspraken: nieuwe afspraken maken of consequenties bespreken*
Door het verstrijken van de tijd en het werken met de afspraken kan het zijn dat de teamleden erachter komen dat het (nog) niet werkbaar is. Misschien wordt er wel een verbetering geconstateerd en dat kan dan een stimulans zijn om nieuwe afspraken te maken. Eigenlijk begin je dan weer bij stap 2. Soms kan het ook voorkomen dat de doelen aangepast moeten worden en dan ga je weer terug naar stap 1. Het kan zelfs voorkomen dat het team er in dit stadium achter komt dat het doel toch niet onderschreven wordt door iedereen. In ons voorbeeld: Harm en Anneke blijken toch geen rekening te willen houden met de belangen van hun teamgenoten. Je bespreekt dan of er andere afspraken te maken zijn zodat je besluiten gezamenlijk kunnen worden genomen.

6 *Geen werkbare afspraak mogelijk*
Uiteindelijk kan blijken dat de partijen niet bij elkaar komen, dat er geen werkbare afspraken te maken zijn of dat ze keer op keer niet worden nagekomen. Het kan zijn dat het team het maar laat zoals het is. Indien dit niet meer werkbaar is, kan de coach het team adviseren het conflict voor te leggen aan de manager. Deze heeft de bevoegdheid om een knoop door te hakken.

VERSLAGLEGGING

Ook in een zelfsturende organisatie is het in bepaalde situaties van belang dat er dossiervorming plaatsvindt. Als het om persoonlijk functioneren van een of meer teamleden gaat, is het van belang om alle stappen die worden gezet en de afspraken die daarbij horen goed op papier te zetten. Ten eerste voor de teamleden *zelf*: er mogen geen misverstanden bestaan over de interpretatie van de afspraken, anders kan dat opnieuw stof tot conflicten geven. Ten tweede is het ook belangrijk voor een mogelijk 'derde' partij die misschien gevraagd moet worden om disciplinaire maatregelen te gaan nemen. Uit de verslaglegging moet duidelijk blijken dat alle partijen een eerlijke kans hebben gehad bij het tot stand komen van de afspraken, en ook moet blijken dat iemand de mogelijkheid heeft gehad om zich te verbeteren. Het is natuurlijk niet de bedoeling dat een van de teamleden de wrange vruchten plukt van het niet of niet goed uitwerken van een eerlijke procedure.

Het maakt niet zo veel uit wie het verslag maakt. Belangrijk is dat er overeenstemming is over de inhoud en over de consequenties van het niet nakomen van de afspraken. Een teamlid kan het verslag maken, maar ook een coach zou dat voor zijn rekening kunnen nemen. Belangrijk is dat het kort is, dat de afspraken concreet worden beschreven waarbij ook namen worden genoemd, en dat beschreven wordt wat de consequenties zijn van het niet nakomen van de afspraken en de termijnen waarop een en ander gerealiseerd zou moeten zijn.

5 Begeleiden van vergaderingen

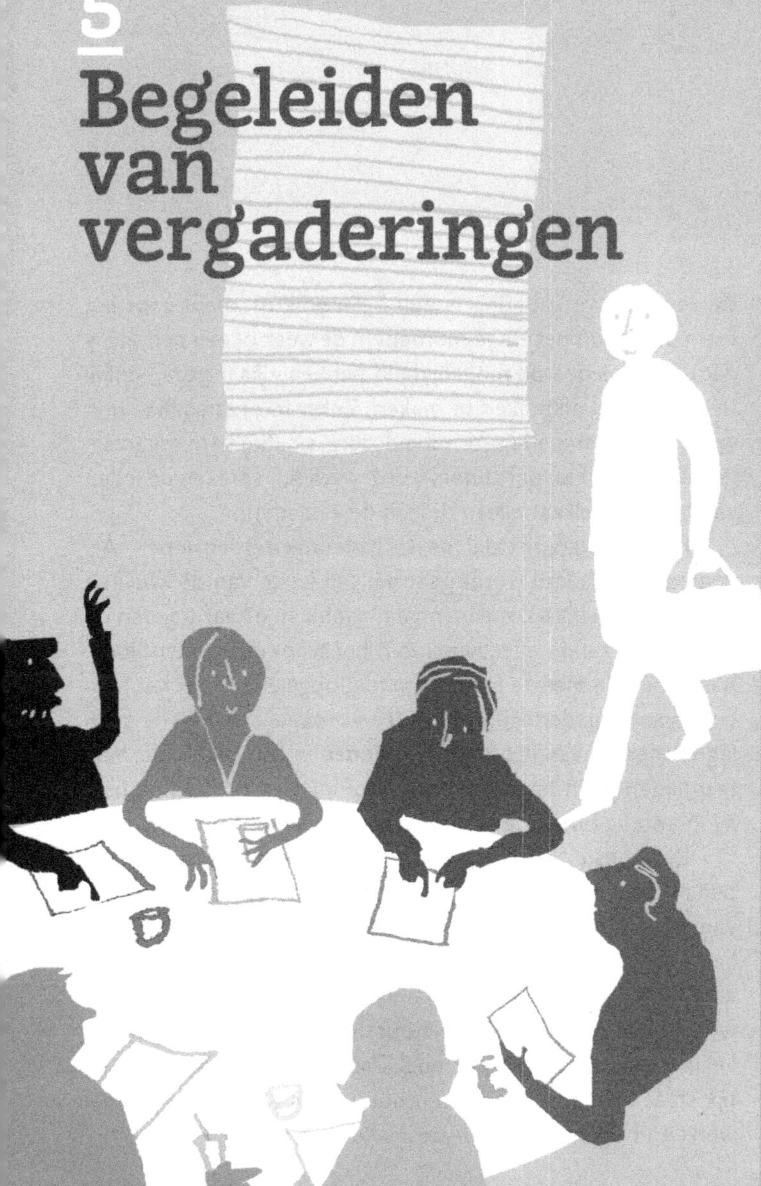

De reguliere vergadering is een belangrijk moment voor het team omdat dit het enige moment in de week of een periode is dat de teamleden de mogelijkheid hebben elkaar gezamenlijk te spreken en afspraken te maken. Zeker in organisaties met wisselende diensten (gezondheidszorg, politie) of in organisaties waar veel met parttimers wordt gewerkt, spreken de leden van het team elkaar alleen tijdens de vergadering.

Het is belangrijk dat de vergaderingen goed lopen. Als er slecht vergaderd wordt gaat dat ten koste van de kwaliteit van de beslissingen, mensen gaan zich aan elkaar ergeren en uiteindelijk zal de effectiviteit van het team daaronder lijden. Aangezien de meeste teamleden niet opgeleid zijn in het hanteren van vergadertechnieken, zien we nogal eens dat de overlegmomenten van het team uitmonden in een kakofonie. Veel teamleden gaan naar huis met hoofdpijn en hebben de hele avond nodig om bij te komen. Dat kan niet de bedoeling zijn.

De meeste teams zijn dan ook blij als de coach kan helpen bij het verbeteren van de vergaderstructuur en het nemen van beslissingen volgens het consensusprincipe. De coach kan natuurlijk niet bij elke teamvergadering van al zijn teams aanwezig zijn. Daarom is het belangrijk dat de teams kunnen werken met een vergaderstructuur die overzichtelijk en gemakkelijk te hanteren is. In ons boek *Zelfsturende teams in de praktijk* staat uitvoerig beschreven hoe het OIM® Vergadermodel werkt en hoe teamleden daarmee kunnen omgaan.

In dit boek gaan we in op de manier waarop de coach het team kan helpen op deze manier te vergaderen. Maar eerst volgt er een korte beschrijving van het vergadermodel.

HET OIM® VERGADERMODEL

Vragen stellen in plaats van samenvatten

Het OIM® Vergadermodel gaat uit van een duidelijke structuur (zie het hierna volgende kader), waarbij de voorzitter aan de hand van een aantal vragen de verschillende agendapunten doorloopt. Meestal wordt voorzitters aangeleerd de discussie regelmatig samen te vatten. Aan het eind van de discussie ontstaat er dan een resumé waar (hopelijk) een groot aantal teamleden vóór zijn. En dat is dan het besluit. Het nadeel daarvan is dat de meningen van teamleden die zich niet zo laten gelden niet opgenomen worden in de besluitvorming. En als de voorzitter een uitgesproken idee heeft over het uiteindelijke besluit, kan het gebeuren dat sommige meningen nauwelijks tot hem doordringen en dus ook niet meegenomen worden in zijn samenvattingen. Het is echter belangrijk dat ieder teamlid zich gehoord en gewaardeerd voelt. Dan zal iedereen ook de verantwoordelijkheid voor het goed lopen van de vergaderingen willen nemen.

Als de voorzitter de deelnemers vraagt naar hun mening, zullen de teamleden zich uitgenodigd voelen ook actief mee te doen.

> De coach raadt samenvatten tijdens de discussie af. Hij adviseert het team om met het vergadermodel te werken waarin veel vragen worden gesteld.

Agendapunten in de vorm van een vraag

De agendapunten worden meestal in de vorm van thema's op de agenda gezet: kwaliteit, vakantieplanning, nieuw beleid foutmeldingen, samenwerking secretariaat enzovoort.

Een algemene formulering waar iedereen zijn eigen interpretatie aan kan geven. Bij het thema 'samenwerking secretariaat' denkt Ans aan het feit dat het secretariaat na vier uur nooit bereikbaar is en Bert denkt aan mogelijkheden om zijn agenda te laten bijhouden. Maar David, die het punt op de agenda heeft gezet, wil bespreken of het mogelijk is dat het secretariaat de telefoon aan kan nemen op de momenten dat geen van de teamleden aanwezig. Als er over 'samenwerking secretariaat' vergaderd gaat worden, zal iedereen vanuit zijn eigen interpretatie reageren en wordt het een chaotisch gesprek. Als degene die het punt op de agenda zet bepaalt welke vraag of welk voorstel er behandeld gaat worden is er een eenduidig doel. In dit geval: 'Hoe kunnen wij de bereikbaarheid tijdens onze afwezigheid verbeteren?' 'Kwaliteit' wordt dan: 'Hoe kunnen we de kwaliteit van onze rapportages verbeteren?' 'Vakanties': 'Hoe gaan we de komende zomervakantieperiode verdelen?' 'Nieuw beleid foutmeldingen' wordt: 'Wat kan ons team bijdragen aan ideeën om het beleid met betrekking tot foutmeldingen te verbeteren?' Als dan de vraag, in plaats van een thema, op de agenda wordt vermeld, kunnen de andere deelnemers zich gericht voorbereiden.

> De coach adviseert het team om agendapunten in de vorm van een vraag in plaats van een thema op de agenda te zetten, zodat duidelijk is welk doel er gehaald moet worden. Bovendien kunnen de deelnemers zich gericht voorbereiden.

Discussiëren op basis van voorstellen

Tijdens de discussie worden voorstellen bedacht om de vraag te beantwoorden. Er wordt naar argumenten gevraagd en op basis van de bezwaren wordt gekeken naar andere, beter passende voorstellen. De voorzitter stelt vragen aan zijn collega's en doet zelf ook mee. Tijdens de discussie wordt er niet samengevat, maar alleen geïnventariseerd zodat iedereen de kans krijgt om zijn zegje te doen. Ieder voorstel wordt genoteerd.

De voorzitter stimuleert dat iedereen wordt gehoord, dat er op elkaar wordt gereageerd, dat de voorstellen goed worden beoordeeld en dat voor- en nadelen en consequenties worden besproken.

Besluitvorming bij consensus

Als er geen nieuwe voorstellen meer zijn en alle argumenten zijn genoemd, besluit het team gezamenlijk om over te gaan tot besluitvorming.

Alle voorstellen worden een voor een in stemming gebracht waarbij de teamleden voor meerdere voorstellen kunnen stemmen. Het voorstel, of de voorstellen, waarbij iedereen de hand opsteekt (de consensus dus) wordt uitgevoerd. Als er meerdere voorstellen zijn aangenomen kunnen deze meestal samengevoegd worden. Soms zijn aangenomen voorstellen strijdig met elkaar en is het wijs de strijdige voorstellen opnieuw in stemming te brengen.

Afhandeling

Samen besluit men vervolgens wie wat gaat afhandelen en voor welke termijn dit gebeurd moet zijn. Dit is een vrij eenvoudige structuur die gemakkelijk is toe te passen en aan te leren. Teams die zich aanleren om consequent met deze structuur te werken, merken dat hun vergaderingen meer inhoud krijgen en toch korter worden.

> Een voorbeeld van deze manier van vergaderen is te vinden op www.youtube.com. Bij 'zoeken' kies je 'IvS Zelfsturing' en vervolgens 'Ben Wenting'.

Oplossingsgericht vergaderen: het OIM® Vergadermodel

Vaste agendapunten
1a Bespreken van het verslag van de vorige vergadering (tekstueel).
1b Mededelingen.
1c Rondvraag.

Vaststellen van de definitieve agenda
2a Welke aanvullingen op de agenda zijn er, en welke behandeltijd?

Bij te veel agendapunten in relatie tot de beschikbare vergadertijd
2b Wie heeft er suggesties voor:
- uitstel;
- tijdsbeperking;
- verlenging behandeltijd/vergadering?

Behandelen van de agendapunten (per agendapunt de vragen 3 t/m 10)
Inleiding bij het agendapunt
3 Welke vraag of welk voorstel wil je behandelen?
4 Waarom stel je deze vraag of dit voorstel aan de orde?
5 Wil je hierover informatie geven/ontvangen, een advies formuleren of een besluit nemen? (Wat is de bevoegdheid van de vergadering c.q. de vergaderleden?)

Discussie:

6 Wie heeft er een voorstel?
Welke argumenten hebt je hiervoor?
Wat vinden de anderen van het voorstel en de argumenten?
Wat zijn de voor- en nadelen van het voorstel?
Welke consequenties zie je?
Wie heeft er een ander voorstel?
Welke argumenten hebt je hiervoor?
Wat vind je van de argumenten?
Wat betekenen de argumenten voor jouw standpunt?
Wil je op basis van de genoemde argumenten jouw standpunt wijzigen?
Zie je nog andere consequenties?
Zijn er nog nieuwe voorstellen?
Zijn er nog nieuwe argumenten?

7 Ik stel voor te gaan beslissen. Akkoord?

Besluitvorming

8 Wie is voor het voorstel van ...? (Naam noemen van degene die het voorstel deed.)
Wie is voor het voorstel van ...?
Enzovoort.

Afhandeling

9 Wie handelt wat af voor wanneer?
10 Doorgaan met het volgende agendapunt (vraag 3).

INTERESSE

Een voorwaarde voor een plezierige, zinvolle vergadering is interesse van de teamleden in elkaars mening. Desinteresse uit zich in het niet doorvragen op meningen van de ander, de opmerking van de ander afdoen met ‘dat kan nu eenmaal niet bij ons’, het eigen voorstel presenteren als het beste of al met de uitvoering bezig zijn terwijl er nog helemaal geen besluit ligt (‘Als we dat dan gaan doen kan ik wel contact opnemen met...’). Dit soort opmerkingen kan heel vriendelijk gemaakt worden en de andere teamleden zijn het ogenschijnlijk helemaal met de spreker eens. Maar, als je dan aan iemand vraagt ‘Vind jij dat ook het beste idee?’, kan het goed zijn dat je als antwoord krijgt ‘Nou, eigenlijk niet, maar ik dacht dat ik niets meer kon zeggen en dat er al een besluit genomen was.’ Op den duur gaat deze vergaderstijl spanning opleveren.

Teamleden zijn zich vaak niet bewust van hun desinteresse en omgekeerd is hun collega zich niet altijd bewust van het feit dat er geen aandacht wordt besteed aan hun mening. Als Marijke haar hele leven al gewend is geweest dat er naar haar mening wordt geluisterd, verwacht zij dat ook van haar teamleden. En als Frits gewend is dat er nooit aandacht wordt besteed aan zijn ideeën, zal hij in de teamvergadering ook weinig moeite doen om gehoord te worden.

Als het de coach opvalt dat Frits een voorstel doet en geen van de anderen gaat erop in, kan hij de anderen daarop attent maken door de vraag te stellen: 'Wat vinden jullie van het voorstel van Frits?'

De coach kan het team bewustmaken van de gevolgen van deze vergaderhouding. Iedereen zal het met je eens zijn. Echter, tijdens de vergadering zijn de meeste vergaderleden zich niet zo bewust van wat zij zeggen. En dat betekent dat de teamleden dit gedrag nauwelijks bij zichzelf zullen herkennen. Door op het moment dat zoiets gebeurt steeds te vragen wat een teamlid vindt van het voorstel van zijn collega, laat je zien wat de waarde is van een geïnteresseerde vergaderhouding.

De coach maakt het gedrag en de ongeïnteresseerdheid dus niet bespreekbaar, maar probeert door voorbeeldgedrag de vergaderstijl te beïnvloeden.

Als je ziet dat Marijke niet reageert op Frits, kun je de vraag stellen: 'Ben je nieuwsgierig naar wat Frits te vertellen heeft?' 'Ja, eigenlijk wel', zou Marijke kunnen zeggen, 'Ik heb niet eens goed gehoord wat hij nou zei. Ik was zo met mijn eigen idee bezig.' 'Misschien kun je hem dan vragen wat zijn voorstel is.'

De coach kan met voorbeeldgedrag stimuleren dat de teamleden (meer) interesse in elkaars mening (gaan) tonen.

MEER VERGADERSTRUCTUUR, MAAR DAN 'OP MAAT'

Je kunt het team natuurlijk een cursus vergadertechniek geven. En dat werkt misschien heel goed. Soms betekent dat echter dat het team zich een heel andere vergaderstijl eigen zou moeten maken. Het team begint enthousiast, maar naar verloop van tijd verwateren de meeste goede voornemens en vervallen de teamleden in hun oude, vertrouwde, niet altijd zo effectieve vergadergedrag.

Een andere manier is om alleen *die* elementen te verbeteren waar het team op vastloopt. Als de coach ziet dat er geen duidelijke vraag wordt gesteld als uitgangspunt voor de behandeling van een agendapunt, is het niet verwonderlijk dat de discussie alle kanten op vliegt. Wanneer de coach de teamleden attent maakt op punt 3 van het OIM® Vergaderschema: 'Welke vraag of welk voorstel stel je aan de orde', staat er nog maar één vraag centraal tijdens de behandeling van het agendapunt. Alle andere vragen op het gebied van bijvoorbeeld 'huisvesting' worden óók op de agenda gezet. Maar de vragen worden achtereenvolgens behandeld, en niet allemaal tegelijk, waardoor het geen chaos wordt. Als de vergadering hierdoor minder rommelig verloopt, is het klaar en kan het team daarmee gaan oefenen.

Als een team moeite heeft om tot een goede besluitvorming te komen, kun je je beperken tot het verbeteren van de besluitvormingsprocedure. En als de teamleden hun besluiten niet uitvoeren, is het wellicht al voldoende om een goede besluitenlijst te maken.

VOORSTELLEN EN ARGUMENTEN

Discussies ontaarden vaak in welles-nietesgesprekken waar geen van de teamleden een goed gevoel aan overhoudt. Dan is het winnen van de discussie belangrijker dan het komen tot goede beslissingen.

Dat is in strijd met het idee dat je, door interesse te hebben in elkaars ideeën, elkaar kunt steunen en elkaars ideeën verder kunt uitwerken naar iets dat gedragen wordt door het gehele team.

Uiteindelijk gaat het erom dat de teamleden het eens worden over een voorstel dat kan worden uitgevoerd. De argumenten kunnen helpen om het voorstel te beoordelen. Maar wat voor de één een argument is om vóór te stemmen kan voor de ander irrelevant zijn, terwijl hij het wel eens kan zijn met een voorstel.

Dat zien we ook in de politiek; politieke partijen kunnen het eens worden over het inkrimpen van defensie, maar het argument van de VVD zou wel eens heel anders kunnen zijn dan dat van de PvdA.

Teamleden proberen het vaak eens te worden over hun argumenten, wat een uitgebreide discussie met veel strijd tot gevolg kan hebben. Als er gevraagd wordt naar voorstellen, blijken hun ideeën heel dicht bij elkaar te liggen.

De coach kan bij dit proces helpen door in de gesprekken met het team steeds het goede voorbeeld te geven en te vragen naar die voorstellen. Zeker op momenten dat teamleden proberen het eens te worden over argumenten. Het gesprek zou als volgt kunnen verlopen.
Anja: 'Ik wil graag een werkrooster waarbij ik twee maanden vooruit kan zien hoe mijn werktijden er ongeveer uitzien. Dan kan ik beter zien wat ik privé kan plannen.'
Bert: 'Nou, dat hoeft voor mij niet, hoor. Ik heb toch al vaste vrije dagen op de dagen dat ik mijn club heb.'
Anja: 'Ik heb niet van die vaste afspraken en ik vind het fijn om wat langer van tevoren te weten wanneer ik een vrije dag heb. Mijn familie woont ver weg en dan kan ik ten minste eens iets afspreken.'
Bert: 'Nou, mijn familie woont bij mij in de buurt dus daar loop ik zo eventjes binnen, dus voor mij hoeft zo'n langetermijnplanning niet.'
Coach: 'Bert, wat vind jij van het voorstel van Anja om een werkrooster voor twee maanden te maken?'
Bert: 'Daar heb ik geen bezwaar tegen, ikzelf heb het alleen niet nodig om zo lang van tevoren afspraken te maken.'
Coach: 'Anja zou het wel fijn vinden.'
Bert: 'Als ik haar een plezier kan doen, ben ik ook voor.'

De coach kan aan het team uitleggen wat de reden is van de interventie. Anja en Bert 'strijden' over de argumentatie, terwijl er over het voorstel eigenlijk geen verschil van mening blijkt te zijn. Door er op deze manier mee om te gaan, kun je stimuleren dat de teamleden discussiëren over de voorstellen en de argumenten gebruiken om hun standpunten te motiveren.

De coach geeft zo nu en dan het goede voorbeeld door teamleden op elkaar te laten reageren. Ook stimuleert hij de teamleden om het eens te worden over de voorstellen en hij legt uit dat je het meestal niet eens kunt worden over de argumenten. Deze kunnen wel helpen bij het maken van een goede afweging.

BEZWAREN OMZETTEN IN WENSEN

Teamleden hebben vaak de neiging allerlei bezwaren te opperen als reactie op de voorstellen van hun collega's. Zij noemen eerder de negatieve kanten van een voorstel dan dat zij kijken naar de mogelijkheden. Voor je er erg in hebt ontstaat er een 'ja-maar-discussie', waarbij iedereen zijn eigen voorstel aan het verdedigen is. Er is dan weinig sprake meer van een constructieve samenwerking om tot een goede besluitvorming te komen. De coach kan laten zien hoe bezwaren omgezet kunnen worden in iets constructiefs.

Ans: 'Ik stel voor dat we bij het roc kenbaar maken dat wij vacatures hebben. Volgende maand studeren er weer een aantal studenten af, dus gaan deze mensen een baan zoeken.'
Riet: 'Ja maar, die mensen hebben nog helemaal geen ervaring!'

Ans kan redenen aangeven waarom dat niet erg is en dat ze stages hebben gelopen en dus best wel wat ervaring hebben. Waarschijnlijk heeft Riet dan wel weer andere tegenargumenten. Maar je kunt aan Riet ook de vraag stellen: 'Wat is jouw voorstel?'

De ervaring leert dat er dan meestal een opbouwend idee komt: 'Dan stel ik voor dat we niet meer dan twee schoolverlaters tegelijk aannemen, anders gaat er te veel tijd zitten in het inwerken en hebben we te veel onervaren medewerkers. Dat kan ten koste gaan van onze kwaliteit.' Dat voorstel wordt toegevoegd aan de lijst en de voorzitter stelt opnieuw de vraag: 'Wie heeft er een ander idee om snel onze vacatures op te vullen?'

Ook hier kan de coach even terugkijken op de situatie om te laten zien wat het effect is wanneer je bij een bezwaar vraagt naar een voorstel. Uiteraard wil dat niet zeggen dat je bezwaren nooit moet uitdiepen, maar uiteindelijk ontstaat toch de vraag wat het bezwaar betekent voor de oplossing van het probleem. En dan is de vraag naar een voorstel de meest voor de hand liggende.

De coach adviseert het team om teamleden die bezwaren noemen ook te vragen naar de voorstellen die zij hebben.

CONSENSUS IS EEN HELE OPGAVE

In een zelfsturend team is het belangrijk dat de teamleden consensus bereiken over hun afspraken, zodat ieder teamlid de verantwoordelijkheid kan dragen voor alles wat er in het team gebeurt. De teamleden zijn niet altijd blij met deze opdracht. Daar zijn verschillende redenen voor. Sommigen vinden het moeilijk om tot consensus te komen omdat zij te weinig vergadertechnische vaardigheden hebben. Anderen vinden het lastig omdat zij daardoor minder mogelijkheden hebben om te bepalen wat er in het team gebeurt. Ook zijn er teamleden die het eigenlijk maar flauwekul vinden omdat zij helemaal niet zo betrokken willen zijn bij het team; zij doen hun werk (waar vaak niets op aan te merken is) en willen niet lastig gevallen worden met organisatorische en teamzaken.

De coach kan de teamleden die het lastig vinden om tot consensus te komen helpen door volgens het OIM® Vergaderschema te gaan werken; naar voorstellen leren vragen, de voorstellen noteren zodat er overzicht is en vervolgens de voorstellen in stemming brengen. Dat is soms al genoeg om meer gestructureerd tot gezamenlijke besluiten te komen.

Moeilijker wordt het wanneer de teamleden aan hun standpunt blijven vasthouden. Dat kan voor de coach een reden zijn om de mate van inleveringsbereidheid eens aan de orde stellen. *Willen* de teamleden het eigenlijk wel graag *eens* worden met elkaar? Misschien zijn zij zich helemaal niet bewust van het feit dat zij op hun eigen standpunt blijven staan?

Ook kan de coach constateren dat de teamleden veel bezwaren opperen en te weinig discussiëren op basis van wensen. Dergelijk gedrag kan het komen tot consensus ook bemoeilijken. De coach kan dan stimuleren dat zij meer gaan vragen naar elkaars voorstellen (zie ook de vorige paragrafen).

De teams die 'de consensus' maar lastig vinden lopen meer risico om meningsverschillen te krijgen dan groepen die hun best doen om die consensus wel te bereiken. De coach kan tijdens de vergadering al merken dat sommige teamleden de neiging hebben om meningen die hen niet passen te negeren of 'af te doen' als onmogelijk uit te voeren ideeën. Vaak blijkt dat deze teamleden het liefst hun eigen gang gaan en moeite hebben om rekening te houden met hun collega's. Vooral tijdens de besluitvorming komt deze houding tot uiting. Als er geen consensus is, maar wel een meerderheid (inclusief de niet zo coöperatieve teamleden), is men eigenlijk al tevreden en wordt er weinig moeite gedaan om het alle teamleden naar de zin te maken.

De coach kan de consequenties van deze weinig inleveringsbereide houding bespreken. Mogelijk dat op basis daarvan een meer coöperatieve houding ontstaat.

De teamleden die vooral hun inhoudelijke taak willen uitvoeren en verder geen ambitie hebben om te participeren in de organisatorische taken van het zelfsturende team, zouden de coach kunnen aanraden om overal 'voor' te stemmen, zodat zij het team niet in het besluitvormingsproces remmen.

De coach legt uit dat inleveringsbereidheid van alle teamleden noodzakelijk is om tot consensus te komen.

ER IS GEEN CONSENSUS, WAT NU?

En dan, ondanks alle inspanningen om het eens te worden, lukt het toch niet om voor één voorstel de handen op elkaar te krijgen. Wat dan? De teamleden zijn geneigd door te vergaderen en allerlei manieren te bedenken om het toch maar eens te worden. Maar, is dat eigenlijk wel nodig? Want als er geen overeenstemming is blijft de huidige gang van zaken, of blijven de geldende afspraken, gehandhaafd en wat is daarvan de consequentie?

Het is goed dat het team bespreekt wat de noodzaak is van het oplossen van het probleem. Als die noodzaak er niet blijkt te zijn, is het misschien jammer dat er geen eenduidig besluit kan worden genomen, maar blijkbaar is het draagvlak niet groot genoeg voor een andere werkwijze.

Het onderwerp kan opnieuw op de agenda worden geplaatst als er nieuwe voorstellen of nieuwe argumenten aangevoerd kunnen worden, zodat op grond van nieuwe informatie *wel* overeenstemming bereikt kan worden.

Maar, soms is het wel nodig dat er een beslissing komt. En als na stemming blijkt dat er geen consensus is, welke mogelijkheden zijn er dan om toch tot overeenstemming te komen?

Om te beginnen zou aan de teamleden die niet vóór hebben gestemd, en vaak blijken dat er maar één of twee te zijn, gevraagd kunnen worden wat hun bezwaren zijn tegen het voorstel waar een grote meerderheid van het team voor is. Bijvoorbeeld: 'Michel, wat zou jij nodig hebben om toch in te kunnen stemmen met voorstel A?' Als Michel antwoordt: 'Niets, want ik vind het gewoon geen goed idee, ook niet met aanvullingen.', neem je dat als team natuurlijk serieus en dring je niet verder aan. Michel heeft recht op zijn eigen mening en dan is het niet collegiaal om hem onder druk te zetten met uitspraken als: 'Kom joh, iedereen is het eens met dit idee, je bent toch geen spelbreker!' Als dat gebeurt zou de coach direct moeten ingrijpen en duidelijk moeten maken dat dit niets te maken heeft met acceptatie van verschillen.

Maar, Michel kan ook aangeven dat wanneer het voorstel wordt uitgebreid met de mogelijkheid 'om naast de kosten van openbaar vervoer ook kilometers te declareren', hij wel kan instemmen. Als de andere teamleden deze aanvulling ook onderschrijven, is er feitelijk een nieuw voorstel gemaakt waar dan blijkbaar *wel* overeenstemming over te bereiken is.

Teamleden willen ook nog wel eens instemmen wanneer er een evaluatiemoment wordt opgenomen in het voorstel. Zij hebben dan eigenlijk geen vertrouwen in de werking in de praktijk en stemmen daarom tegen, maar zij willen het voorstel wel een kans geven. Wie weet pakt het wel goed uit.

Als het doorvragen op bezwaren, en het mogelijk aanpassen van een voorstel, niet bewerkstelligt dat er consensus wordt bereikt, dan is dat zo, en kijk je naar de consequenties die dat heeft.

Het is belangrijk dat de coach deze procedure goed kan hanteren en het team kan helpen de problemen tijdens de besluitvorming op te lossen.

De bespreking van agendapunten leidt meestal tot besluitvorming. Soms lukt dat echter niet. Als dat geen vervelende gevolgen heeft blijft alles bij het oude.

NOTULEN

Teams worstelen ook nog wel eens met de notulen; wat moet erin staan, hoe uitgebreid moet alles worden opgeschreven, moeten er alleen besluiten worden genotuleerd? Belangrijk hierbij is de vraag 'wat wil je met je verslaglegging bereiken?' Uit het antwoord op deze vraag volgt dan vanzelf de manier waarop de notulen gemaakt zouden moeten worden.

Als het doel is 'het informeren van afwezigen', dan zijn de notulen waarschijnlijk uitvoeriger dan wanneer het doel is 'het vastleggen van wie wat gaat doen en voor wanneer' (een besluitenlijst dus). Als uitgebreide notulen worden gemaakt, terwijl het alleen belangrijk is om te weten welke besluiten er zijn genomen, dan is dat niet efficiënt.

De coach kan het team helpen door te vragen naar de bedoelingen en eventueel adviezen te geven over de vorm.

> De vorm van de notulen is afhankelijk van het gebruik.

ALLE TEAMLEDEN AANWEZIG?

Aan de coach wordt ook wel eens de vraag gesteld of alle teamleden bij de vergadering aanwezig moeten zijn. Eerder hebben we al genoemd dat de vergadering een belangrijk moment is in een zelfsturend team. Iedereen kan dan meepraten over teamaangelegenheden en wordt betrokken bij de besluitvorming.

Het team (en de organisatie) moet dat echter ook faciliteren. En vanuit dat perspectief is het niet altijd zinvol dat iedereen altijd bij alle vergaderingen is. In sommige organisaties is het bijvoorbeeld heel gebruikelijk om met 'kleine contracten' en oproepkrachten te werken. Deze medewerkers werken voornamelijk in de uitvoering en hebben relatief te weinig uren (dat geldt zeker voor oproepkrachten) om ook teamtaken uit te voeren. De verhouding productieve en niet-productieve uren zou daarmee uit de pas gaan lopen. Bovendien maakt deze groep medewerkers relatief weinig mee van wat er in het team gebeurt en zij hebben daar dan ook niet altijd een mening over. In die situaties kun je je afvragen of de aanwezigheid bij de vergaderingen altijd gewenst is. Met andere woorden: weegt de aanwezigheid op tegen de inbreng die deze teamleden zou kunnen hebben? Ook vergaderuren zijn niet-productieve uren en moeten dus uit de overhead worden betaald.

Veel teams kiezen er bijvoorbeeld voor om oproepmedewerkers helemaal niet aan de vergaderingen te laten deelnemen en 'kleine parttimers' op afroep of elke tweede of derde vergadering. Als er echter zaken op de agenda staan waar zij direct mee te maken hebben, kunnen zij natuurlijk wel bij de vergadering aanwezig zijn.

Uiteraard is het zo dat het team daar een beslissing over neemt. Sommige organisaties hebben hiervoor kaders opgesteld en de beslissing van het team dient natuurlijk binnen deze kaders te passen. De coach kan echter in een gesprek met het team helpen bij het bedenken van mogelijkheden en adviseren over de best passende variant.

AFWEZIGEN EN BESLUITVORMING

Als alle besluiten bij consensus moeten worden genomen, hoe wordt er dan omgegaan met teamleden die niet bij de vergadering aanwezig kunnen zijn?

Er zijn verschillende manieren om de afwezigen te laten meedoen in de besluitvorming. De meest simpele is om alle voorstellen in de notulen op te nemen en de afwezigen aan de hand van de notulen later hun stem te laten uitbrengen. Maar, als de doorlooptijd van het vergaderpunt daardoor te lang zou worden, is er ook de mogelijkheid dat Koos, die niet aanwezig kan zijn, aan Petra laat weten wat zijn mening is. Petra kan dan tijdens de besluitvorming ook voor Koos stemmen. Het is dan prettig als Petra ongeveer dezelfde mening is toegedaan als Koos.

Vergaderfragmenten volgens het OIM® Vergadermodel

Hieronder is een link toegevoegd met voorbeelden van vergadersituaties volgens het vergaderschema 'Oplossingsgericht Vergaderen'.

De voorbeelden zijn gemaakt voor de thuiszorgorganisatie Buurtzorg Nederland. De fragmenten zijn opgenomen in een bestaand team, ergens in Nederland. De voorbeelden zijn fictief.

De voorbeelden zijn te zien op: http://www.youtube.com/watch?v=kUW_HoWr5os.

In het *eerste deel* wordt een voorbeeld gegeven van:

- mededelingen;
- rondvraag;
- het vaststellen van de definitieve agenda.

In het *tweede deel* worden de volgende vergaderfragmenten getoond:

- inleiden van een agendapunt;
- behandelen van een agendapunt (1);
- behandelen van een agendapunt (2);

In het *derde en laatste deel* worden de volgende vergaderfragmenten getoond:

- het nemen van een voortgangsbesluit;
- de besluitvorming;
- het hanteren van herhalingen;
- het omgaan met chaos.

6 Coachingssituaties

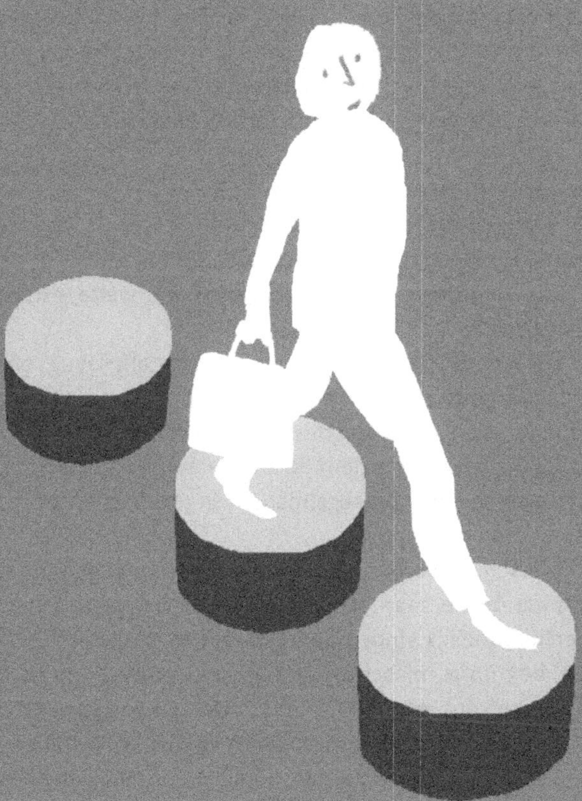

In de voorgaande hoofdstukken hebben we aangegeven op welke manier de OIM kan helpen bij het coachen van zelfsturende teams. Er is echter nog een aantal situaties onderbelicht gebleven. Die worden in dit hoofdstuk besproken.

OMGAAN MET 'LASTIGE' MENSEN

Het werk van de coach wordt soms bemoeilijkt doordat hij sommige mensen als lastig ervaart; dominante, eigenwijze, domme, doordravende, nietszeggende, introverte, extraverte, te hardwerkende, niet-flexibele mensen.

Echter, de meeste mensen worden als lastig ervaren omdat we geen manier hebben om met hen om te gaan. Er zijn maar weinig mensen die op een zeker moment niet eens 'moeilijk' gedrag vertonen; de ene persoon wat vaker dan de andere en degenen die regelmatig lastig gedrag vertonen noemen we dan moeilijk.

Misschien worden 'moeilijke' mensen wat gemakkelijker om mee om te gaan als we bij onszelf nagaan wat we nou eigenlijk moeilijk vinden aan dat gedrag. Als je zelf extravert bent, begrijp je misschien weinig van introverte mensen, en vind je het dus moeilijk om daarmee om te gaan. En mensen die met alle winden meewaaien vinden het lastig om met mensen om te gaan die een duidelijke mening hebben. Of juist niet omdat ze dan lekker kunnen 'leunen'. 'Domme' mensen zijn lastig omdat je (nog) geen goede manier hebt gevonden om op een begrijpelijke manier uit te leggen hoe je iets bedoelt. Kortom, 'moeilijk' is nogal betrekkelijk, en geen universeel begrip.

Maar hoe kunnen we er dan zó mee omgaan dat het toch allemaal wat gemakkelijker gaat? Allereerst is het belangrijk te bepalen op welke manier de 'lastige' mensen het teamproces verstoren. Als Sonja heel dominant is in het bepalen van de koers van het team en de andere teamleden geen gelegenheid geeft om mee te beslissen, is het duidelijk dat iemand niet volgens de principes van een zelfsturende organisatie werkt. Daar kan het team haar op corrigeren. Dat is een objectief gegeven. Maar, als dominant ook betekent dat Sonja zo veel praat dat de andere teamleden er, in hun ogen, geen speld tussen kunnen krijgen, is er geen 'regel' die zegt dat Sonja 'fout' bezig is. Zoiets moet dan in het intermenselijk contact opgelost worden. Je kunt Sonja op haar gedrag wijzen en vragen of zij even haar mond wil houden, zodat de anderen ook wat kunnen zeggen. Als Sonja daar goed op reageert en de anderen de ruimte geeft, is dat blijkbaar de manier om met dat 'moeilijke' gedrag om te gaan. Maar als Sonja daar niet positief op reageert wil zij wellicht geen rekening houden met andermans mening. Dominant gedrag is subjectief, maar geen rekening willen houden met de collega's is iets wat niet past binnen een goede samenwerking.

Als je merkt dat jouw interpretaties van het gedrag van anderen je belemmert, helpt het misschien om je meer te focussen op wat iemand letterlijk zegt, of met diegene te bespreken welk effect het gedrag heeft.

Als de coach gedrag als lastig bestempelt, dan zal het ook lastig zijn. De houding van de coach zou moeten zijn: 'Ik tref iets aan en ik kijk wat ik kan doen...', en hij focust zich vervolgens op datgene wat iemand letterlijk zegt.

WAT ALS JE HET TEAM NIET KUNT HELPEN?

Tijdens het coachingsproces kan er een moment ontstaan dat je niet weet hoe je verder moet. Het team komt niet verder met het oplossen van hun probleem en de hulp die je tot nu toe geboden hebt, brengt hen niet verder of wordt niet geaccepteerd. Dat is natuurlijk niet leuk, want je wilt je teams graag van dienst kunnen zijn.

Daarnaast kan het soms ook een prestigekwestie voor een coach zijn om het team goed te helpen. Als dat op een moment niet lukt, kan de coach dat zien als een persoonlijk falen. Als dat een onverdraaglijk gevoel is kan hij de 'schuld' buiten zichzelf leggen: 'Ik heb wel de goede dingen gedaan, maar dat team wil gewoon niet geholpen worden...', 'Ze leggen alles bij mij neer en nemen zelf geen enkele verantwoordelijkheid', 'Ze kunnen nog steeds niet aangeven wat ze nou eigenlijk willen oplossen', 'Er is één teamlid dat gewoon een hekel aan mij heeft.'

Soms lijken deze verklaringen heel plausibel, maar de coach komt verder met de vraag: 'Wat doe ik fout waardoor ik dat team maar niet bereik of de juiste snaar weet te treffen...?'

Op het moment dat je jezelf die vraag kunt stellen sta je open voor nieuwe mogelijkheden. Dat alleen al kan je voldoende motivatie geven om op zoek te gaan naar andere ingangen om het team te helpen. Maar, als je niets kunt bedenken of vast zit in een onproductieve denklijn, kun je ook bij iemand te rade gaan die jou verder kan helpen. Een andere mogelijkheid is dat je het team verwijst naar een collega of een andere deskundige.

Wat niet erg helpt is op de momenten dat je niet verder kunt, het team op zichzelf terugwerpen: 'Jullie zijn een zelfsturend team, dus denk er nog maar eens over na. Jullie moeten er ten slotte toch zelf uitkomen.' Door zo'n opmerking houd je eigenlijk op met coachen en laat je het team achter met hun onopgeloste sores.

Het is ook niet zo verstandig dat je niet goed durft toe te geven dat je het niet meer weet, en doorgaat zonder dat je bewust methodisch handelt. Je doet dan maar wat, waarbij het team vaak de dupe wordt. Iedereen heeft wel eens meegemaakt dat je je auto naar de garage brengt wegens een defect en dat de monteur telkens een andere oorzaak vindt. Hij vervangt de onderdelen, maar de auto blijft kapot. Op een gegeven moment wil je wel graag dat er een monteur naar je auto kijkt die *wel* weet wat hij doet.

'Ik ga een team helpen, maar het kan zijn dat het niet lukt, nou en...' De coach doet moeite, maar kan niet altijd alles oplossen. Soms is het beter wanneer er ook iemand anders naar kijkt.

EVALUEREN VAN HET COACHINGSPROCES

Er zijn coaches die veel aandacht besteden aan het evalueren van het coachingsproces. Aan het eind van een bijeenkomst met het team worden dan vragen gesteld als: 'Zijn jullie tevreden over mijn aandeel?', 'Heb ik jullie goed kunnen helpen?', 'Vonden jullie het een plezierig gesprek?' of 'Zijn jullie tevreden over het coachingsproces?'. Natuurlijk wil je je werk graag goed doen en dat wil eigenlijk elke professional wel. Toch is er geen enkele wasmachineverkoper die aan je vraagt: 'Wat vond u van mij als verkoper?' of 'Wat vond u van het verkoopproces?' Zou het misschien kunnen zijn dat coaches soms te veel op het proces gericht zijn? Het team wil, net zoals de koper van de wasmachine, van zijn probleem af en is helemaal niet gericht op het proces. Als de teamcoach echter niet aansluit bij het team haakt het team af. Maar dat gebeurt op het inhoudelijke niveau. Dat merk je aan opmerkingen als: 'We denken er nog even over na' of 'Ik denk dat we er zelf wel uitkomen', terwijl je weet dat dat niet zo is. De koper van een wasmachine zegt bijvoorbeeld: 'We twijfelen nog, we gaan even verder kijken.'

Evaluatie van het coachingsproces is nodig als je onzeker bent over de resultaten die jouw bemoeienis hebben opgeleverd. De vraag die wel past bij de beleving van het team is of zij genoeg aanknopingspunten hebben om hun probleem op te lossen. Maar, dan is de vraag op de inhoud gericht en niet op het proces.

Als een coach niet in staat is om op te merken dat een team op sommige punten geholpen is, heeft hij niet bewust gecoacht. De bewust opererende coach hoeft het coachingsproces niet te evalueren.

ZIT IK WEL OP HET GOEDE SPOOR?

Soms kan een team niet goed aangeven wat het wil veranderen of verbeteren. De coach probeert dan door adviezen en procedurevoorstellen het team van dienst te zijn. Het is daarbij de kunst aan te sluiten bij het denkproces en het tempo van het team.

Dat betekent dus niet voorop lopen, te veel of te weinig adviezen geven, te veel vragen stellen, te enthousiast zijn voor één bepaalde oplossing. Het lijkt een onmogelijke opgave.

Toch kun je uit de reacties van het team goed opmaken of je op het denkspoor van het team zit. Hieronder enkele reacties die aangeven dat het team op een ander spoor zit.

- 'Ik weet niet of we hiermee verder komen...'
- 'Ik vraag me af of dit een goed idee is...'
- 'Ik zie nog helemaal niet hoe dit bij ons zou moeten werken...'
- 'Het is misschien wel een goed plan, maar ik moet er eerst nog eens over denken...'
- 'Nou, bij mij moet het eerst even bezinken...'

Als het team in de ogen van de coach niet goed meedoet, sluit de coach niet goed aan bij het denkproces van het team.

CHANTAGE- EN MANIPULATIEGEDRAG

Mensen bedienen zich regelmatig van chantage- en manipulatiegedrag. Niets menselijks is ook teamleden vreemd, dus ook bij hen zien we dergelijk gedrag. Soms worden collega-teamleden misleid, maar ook de coach kan degene zijn die op een dwaalspoor wordt gezet.

We noemen gedrag manipulatief als de bedoeling en de intentie waarmee iets wordt gezegd bewust onduidelijk of niet eerlijk is. Onbewust manipuleren of chanteren kan dan dus eigenlijk niet. De manipulator wil de ander dingen laten doen of zeggen die hij niet zou doen wanneer hij de werkelijke redenen zou kennen. Een manipulator leidt mensen om de tuin om ze op die manier naar zijn hand te kunnen zetten. Een chanteur dreigt met vervelende consequenties als de ander niet doet wat hij wil. De technieken kunnen verschillend zijn, maar bij beide gedragingen is er geen respect voor de vrije keus van de ander. Het wordt je op z'n minst kwalijk genomen wanneer je niet doet wat de manipulator wil.

De manipulator herken je vaak aan de ontbrekende, onvolledige of niet passende motieven bij datgene wat hij wil. Of hij zegt juist *niet* wat hij wil, maar citeert anderen die iets lijken te willen wat belangrijk zou zijn voor het team: 'De klanten zeggen dat we beter bereikbaar zouden moeten zijn.'

Bij mensen die manipuleren krijg je vaak ook een onbestemd gevoel van 'hier klopt iets niet'. Maar, je wilt de ander graag vertrouwen ('ik kan niet geloven dat Jan mij een loer zou willen draaien'), dus je stopt het gevoel liever weg dan dat je Jan zou gaan wantrouwen. Toch is dat wel dé manier om te beginnen met het ontmaskeren van de manipulator. Dat onderbuikgevoel heb je niet voor niets, het is een teken van 'gevaar'. Je gevoel wil je zeggen dat je alert moet zijn. Doe dat dan ook! Je kunt beter jezelf het voordeel van de twijfel geven dan Jan. Als jij het bij het verkeerde eind hebt met je gevoel over Jan gebeurt er niets. Geef je echter Jan het voordeel van de twijfel dan kom je pas achter de waarheid als je 'erin gestonken bent'.

Wat kun je dan doen als je je gevoel serieus neemt? Om te beginnen vraag je door op bedoelingen en motieven. In hoofdstuk 2 hebben we bij de uitgangspunten van de OIM aangegeven dat je in staat bent om te kiezen en dat je motieven nodig hebt om een goede afweging te maken. Als je vindt dat de motieven van Jan jou niet overtuigen van zijn ideeën, weiger je simpelweg mee te gaan in zijn plan. In het hiervoor gegeven voorbeeld 'de klanten zeggen dat we beter bereikbaar moeten zijn', zitten veel aanknopingspunten om door te vragen. Bijvoorbeeld:

- Welke klanten zeggen dat?
- Wie moet beter bereikbaar zijn?
- Op welke tijden moet wie beter bereikbaar zijn?
- Hoe zouden we dan beter bereikbaar kunnen zijn?

Als Jan hoopt dat hij, door deze discussie aan te zwengelen, via het bedrijf in het bezit kan komen van het nieuwste model smartphone, zal hij deze vragen niet graag willen beantwoorden. Grote kans dat er namelijk niet zo veel klanten zijn die hebben geklaagd en dat het ook reuze meevalt met de bereikbaarheid van de teamleden.

Wat de coach niet zou moeten doen is het manipulatieve gedrag aan de orde stellen door het te benoemen: 'Jan, heb je door dat je je teamleden aan het manipuleren bent?' Mensen zullen niet gauw toegeven dat zij dat doen. Meestal wordt het een vervelend gesprek waarbij het zeer de vraag is of je daardoor een gedragsverandering tot stand kunt brengen.

Teamlid	Reactie van de coach of een ander teamlid
'Jullie moeten mij altijd hebben.'	'Is dat zo?', 'Wanneer dan?', 'Waarom moeten ze jou altijd hebben?'
'Als we deze cliënt niet aannemen, kunnen we het hier in de buurt wel vergeten.'	'Wie denkt dat ook?', 'Waar baseer je deze uitspraak op?', 'Wie heeft gezegd dat ze ons dan niet meer willen hebben?'
'Zo ben ik nou eenmaal.'	'Prima, maar in hoeverre wil je anderen daarmee last bezorgen?'
'Zo doen we dat al jaren, moet dat nou ineens veranderen?'	'Ja, een aantal collega's vindt van wel.'
'De manager heeft gezegd dat het zo moet.'	'Dan zou ik het zo doen.', 'Wat vind jij zelf?', 'Wie denkt er nog meer zo over?'

Wat wel goed kan helpen om manipulatie te doorbreken is reageren op de letterlijke boodschap.

De coach weet dat manipulatief gedrag voorkomt in de teams. Hij doet er alleen niet aan mee.

Hij neemt elke opmerking serieus en stelt vragen om tegenstrijdigheden en onduidelijkheden aan de orde te stellen.

Als hij vindt dat manipulatie en chantage niet mag, normeert hij, en ontkent hij de werkelijkheid. Manipulatie bestaat en dat zal altijd zo blijven.

INDIVIDUGERICHT VERSUS TEAMGERICHT

Er zijn momenten waarop de teamcoach de afweging moet maken of hij voor een teamgerichte of een individuele interventie kiest. In een zelfsturende organisatie is de eerste insteek eigenlijk altijd de teamgerichte interventie, omdat de verantwoordelijkheid voor alles wat er met de teamleden gebeurt in het team ligt. Als er beslissingen genomen moeten worden gebeurt dat door het team en dan is het logisch dat alles wat het team aangaat ook besproken wordt in het team.

Toch zijn er momenten waarop een individuele actie een beter resultaat geeft. Een veel voorkomende situatie is bijvoorbeeld ziekte van een teamlid of dreigende overbelasting. Het kan wel zijn dat in een later stadium zaken in het team besproken gaan worden, maar de zieke vindt het vaak wel prettig om individueel met de coach te praten.

In conflictsituaties kan het ook nuttig zijn om een teamlid apart te nemen. Als je ziet dat Conny telkens opnieuw het team frustreert met haar agressieve houding en dat de manier waarop zij haar collega's aanspreekt alleen maar leidt tot escalatie, kan het zinvol zijn een gesprek met Conny alleen te plannen. Je kunt haar dan aanspreken op de effecten van haar gedrag en ook vragen of het mogelijk is dat zij dat verandert, omdat het geen goede invloed heeft op de samenwerking in het team. Het is daarbij prettig als je uit eigen waarneming kunt spreken zodat je de andere teamleden erbuiten kunt laten.

Doordat het initiatief voor het gesprek van de coach uitgaat, geef je indirect aan dat jij als coach een probleem hebt met de situatie en dat je Conny nodig hebt bij het oplossen daarvan. Je kunt het gesprek bijvoorbeeld openen met: 'Ik maak me zorgen over de samenwerking binnen jullie team. Er vinden regelmatig escalaties plaats en het blijkt voor jullie moeilijk te zijn consensus te bereiken. De keren dat ik bij jullie in de vergadering was, zag ik dat de manier waarop jij met je collega's omgaat niet erg opbouwend en vriendelijk is; als je het ergens niet mee eens bent snauw je mensen af, en ik hoor ook dat je het lastig vindt om overeenstemming te bereiken met de anderen. Ik zou het fijn vinden als je probeert wat constructiever samen te werken. Ook voor jou zal dat plezieriger kunnen zijn want ik zie ook dat jouw collega's jou gaan mijden en soms bang voor je zijn. Hoe kijk jij daar tegenaan?'

Een coach kiest er in een bepaalde situatie voor om individueel of groepsgericht te werken. Hij vraagt zich daarbij af wat het meest succesvol zou kunnen zijn. Als de actie niet succesvol is stapt hij over op een andere werkwijze.

SAMENWERKEN OF CONCURRENTIE TUSSEN TEAMS

De coach kan geconfronteerd worden met een situatie waarbij teams elkaar beconcurreren. Dat kan in elke organisatie gebeuren. In de thuiszorg kan er een strijd tussen teams zijn om de meeste cliënten, in een verpleeghuis kan het gaan om 'wie doet de leukste activiteiten met de bewoners', in een verkooporganisatie kunnen teams er een wedstrijd van hebben gemaakt welk team de hoogste omzet haalt en bij de brandweer kan het ene team er prat op gaan *veel* sneller bij een brand te kunnen zijn dan het andere team. Deze concurrentie tussen teams kan ook problemen opleveren binnen het team zelf.

Als een coach constateert dat er iets dergelijks gaande is in zijn teams, is het verstandig om actie te ondernemen. De eerste stap is om jouw zorg bij de betreffende teams onder de aandacht te brengen en te kijken of het ook voor de teams een probleem is. Is dat voor beide teams niet het geval, dan ben je (voorlopig) klaar. Is het voor een van de teams een probleem (dat is meestal het 'verliezende' team), dan zou je met dat team verder kunnen praten. Je kunt dan bespreken wat zij anders willen en hoe zij dat kunnen bereiken. Soms blijkt dat er iets niet goed zit in de organisatie. Het team kan bijvoorbeeld aangeven dat het een eigen telefoonnummer wil waarop hun potentiële klanten hen rechtstreeks kunnen bellen, omdat nu het andere team de telefoon altijd opneemt, en dus 'eerste keus' heeft als het gaat om nieuwe klandizie.

Soms blijkt dat de reden van de concurrentie gemakkelijk te verhelpen is en soms is het verstandig om met de twee concurrerende teams rond de tafel te gaan zitten. Het 'winnende' team' mag er dan geen last van hebben en als het 'verliezende' team er wel onder lijdt is er wellicht wel iets op te lossen. Als je beide teams rond de tafel zet en duidelijk maakt welke last het beconcurreerde team ondervindt, is het soms verrassend te zien wat er gezamenlijk opgelost kan worden.

Maar misschien moet er wel iets in de organisatie veranderen om de concurrentie te voorkomen, en moet de coach daarover in gesprek gaan met de manager.

Samenwerking tussen teams in één organisatie is natuurlijk een veel prettiger uitgangssituatie.

Het is een gegeven dat teams soms goed samenwerken, en elkaar soms beconcurreren. Je kunt echter niet achterover leunen als teams onderling niet goed functioneren omdat er sprake is van concurrentie.

TEAMBUILDING

In dit boek is tot nu toe niet expliciet geschreven over het begrip 'teambuilding'. Impliciet echter wel. De manier waarop de OIM vormgeeft aan teambuilding, is wat er in de vorige hoofdstukken (en dit hoofdstuk) is beschreven. Alle interventies van de coach zijn in feite gericht op teambuilding. Alleen gebeurt dat via het oplossen van de problemen in het team en de manier waarop de teamleden daarin met elkaar samenwerken. De gesprekken over de manier van samenwerken geven de teamleden inzicht in elkaars sterke en zwakke kanten. Deze kunnen inzicht geven in bijvoorbeeld de taken die een teamlid goed zou kunnen uitvoeren. Teambuilding gebeurt dan in de dagelijkse praktijk; door gezamenlijk de problemen op te lossen en initiatieven te ontwikkelen om het team te verbeteren 'bouw je aan het team'.

Bij teambuilding wordt ook veel gebruikgemaakt van hulpmiddelen als 'de teamrollen van Belbin', 'de roos van Leary', het enneagram of de LIFO®-methode. Ook gaan teams soms de 'hei op' en doen oefeningen die niet direct met hun werk te maken hebben, maar waardoor je de teamleden 'ook eens in een andere situatie leert kennen'. Natuurlijk kunnen deze hulpmiddelen gebruikt worden om inzicht te geven in de eigenschappen van de teamleden. Het gevaar van 'etiketten plakken' is echter groot. Bovendien staan de typeringen vaak ver af van de taken en de problemen waar het team mee wordt geconfronteerd. Daarom kan het een behoorlijke inspanning vragen om de inzichten toepasbaar te maken voor de dagelijkse praktijk. En in de praktijk kan dan blijken dat Jason, die hoog scoort als 'chaoot' in een spel wat 'op de hei' werd gedaan, heel erg efficiënt en gestructureerd kan denken als het gaat om problemen op zijn eigen vakgebied. Inderdaad is Jason overwegend chaotisch, maar niet als hij aan het werk is. Wat is dan het belang van deze testen?

Als een team behoefte heeft om meer inzicht te krijgen in elkaars sterke en zwakke kanten, heeft het onze voorkeur om het team criteria te laten opstellen die essentieel zijn bij het werken in een zelfsturend team, en zichzelf (en eventueel elkaar) op deze criteria te evalueren. Op basis daarvan kan het team bespreken wat dat betekent voor bijvoorbeeld de taakverdeling en de persoonlijke inzet.

ZE WILLEN EEN LEIDINGGEVENDE!

In een zelfsturende organisatie is het de bedoeling dat het team de verantwoordelijkheid oppakt. Maar, soms willen de teamleden die verantwoordelijkheid helemaal niet. De keuzes waar zij voor staan kunnen te moeilijk zijn; wellicht dat zij de gevolgen niet kunnen overzien of zij kunnen überhaupt geen oplossingen bedenken voor de problemen. Dan verzucht het team wel eens: 'Hadden we maar een leidinggevende!' De teamleden verwachten misschien iets wat jij ze niet kunt bieden, namelijk het overnemen van de beslissingsbevoegdheid en daarmee de verantwoordelijkheid.

Maar... het kan ook zijn dat de teamleden zich te weinig ondersteund voelen door de coach. Zij vinden het op een moment even (te) moeilijk om sturing te geven aan hun team.

De coach hoeft dan natuurlijk geen beslissingen te nemen, maar moet er wel zijn om het team op weg te helpen.

De reactie van de coach zou moeten zijn: 'Het is begrijpelijk dat sommige teamleden behoefte hebben aan een leidinggevende, maar helaas kan dat niet, zo zit onze organisatie niet in elkaar. Wat kan ik wel voor jullie betekenen?'

HET TEAM WIL DAT DE COACH PARTIJ KIEST

Als er verschil van mening is in een team, zijn alle partijen overtuigd van hun gelijk. En vanuit de verschillende gezichtspunten hebben alle partijen natuurlijk ook gelijk. Voor de coach is er de valkuil om de verhalen te gaan beoordelen zodat je kunt gaan bepalen wie er nu écht gelijk heeft. Die druk wordt soms ook door de verschillende partijen op de coach gelegd. Iedereen zal er alles aan doen om zich bij jou te rechtvaardigen en gehoor te krijgen voor hun eigen gelijk. De volgende vragen wijzen erop dat je de situatie aan het onderzoeken bent om je een beeld en vervolgens een oordeel te vormen.

- 'Wanneer gebeurde dat voorval?'
- 'Komt het vaak voor?'
- 'Wat heb je er al aan gedaan om het te verbeteren?'
- 'Heb je wel aan de bel getrokken bij je collega's?'
- 'Hoe vaak heb je het er in het team over gehad?'
- 'Hebben jullie hem wel aangesproken op zijn gedrag?'

Het team realiseert zich dat meestal ook en verwacht van jou een oplossing. Sterker nog, het verwacht van je dat je recht gaat spreken; wie heeft er gelijk?

De verantwoordelijkheid voor de oplossing ligt dan dus ook bij jou en het team is er vanaf. Als het dan weer mis gaat heeft de coach het gedaan. Want, hij had een verkeerde diagnose gesteld, of het verkeerde teamlid aangewezen als 'schuldige'.

En eigenlijk hebben ze dan nog gelijk ook want de coach heeft hun verantwoordelijkheid overgenomen.

Teams kunnen sommige situaties dan misschien wel heel moeilijk vinden, dat mag voor de coach nooit een reden zijn de verantwoordelijkheid over te nemen en daardoor partij te kiezen.

Als de coach geen partij wil zijn zou hij het probleem niet moeten gaan analyseren. Doet hij dat wel, dan wekt hij de indruk dat hij ook de oplossing wel uit zijn hoed tovert.

DE COACH EN VERZUIM IN HET TEAM

In een hiërarchische organisatie is het voor iedereen wel duidelijk hoe de taken verdeeld zijn bij het omgaan met ziekteverzuim. Maar hoe werkt het eigenlijk in een zelfsturende organisatie?

Het ligt in de lijn van 'zelfsturing' dat de medewerker zijn eigen verzuimperiode 'managet'. De verzuimende medewerker houdt contact met het team over het verloop van zijn ziekteproces.

In het team kan een van de teamleden de teamtaak 'verzuimbegeleiding' op zich nemen. Ook kan er in het team voor gekozen worden dat de zieke kenbaar maakt wie hij graag als contactpersoon wil hebben. De manier waarop het contact met de zieke vanuit het team wordt onderhouden is een van de afspraken die in het team worden gemaakt. De zieke licht het team in, vult de benodigde formulieren in en houdt het team op de hoogte van zijn herstel.

Tot zover het team. En wat is de functie van de coach tijdens het ziekteproces? De coach heeft, net als bij de andere taken die het team uitvoert, een begeleidende, ondersteunende en faciliterende rol. De organisatie kan ervoor kiezen om de formulieren die (wettelijk) ingevuld moeten worden ook naar de coach (en naar personeelszaken) te laten sturen, zodat hij op de hoogte is van de ziekmelding en eventuele verdere bijzonderheden. Als zijn hulp dan wordt gevraagd bij het helpen oplossen van optredende problemen en/of het re-integratieproces, is hij op de hoogte. Ook als iemand *te* ziek is om de regie in eigen hand te nemen kan er een beroep gedaan worden op de coach om in samenspraak met het team oplossingen te vinden.

Bij 'normaal', kortdurend verzuim zal de coach niet vaak worden gebeld. Bij langdurig verzuim waarschijnlijk vaker omdat het meer consequenties met zich meebrengt die voor het team soms moeilijk te overzien zijn.

Vooral bij de gecompliceerdere verzuimsituaties zal er door het team een beroep op de coach gedaan worden. En dan hebben we het bijvoorbeeld over ongeoorloofd verzuim, verzuim wegens samenwerkingsproblemen of verzuim wegens privéproblemen. In dergelijke situaties moet het team met de verzuimende collega in gesprek en dat zijn meestal niet de gemakkelijkste gesprekken. Zie hiervoor ook hoofdstuk 4 waarin conflicten en meningsverschillen worden behandeld.

'JE HEBT HET NIET VAN MIJ'

In een team kunnen misstanden voorkomen, waardoor één teamlid het initiatief neemt om, soms zonder dat de andere teamleden op de hoogte zijn, de coach in te lichten. Ook wordt er uitdrukkelijk bij gezegd dat de coach de informatie niet mag gebruiken. Wat doe je dan? Niets? Of zijn er toch mogelijkheden om wat beweging te bewerkstelligen in het team? Want daar gaat het dan in eerste instantie om; het team ertoe bewegen te willen praten over een situatie die mogelijk te verbeteren is.

Om te beginnen kun je jezelf bij het overleg uitnodigen om eens 'te kijken hoe het gaat'. Tijdens dat overleg kun je specifiek letten op signalen die wijzen in de richting van het probleem dat door het anonieme teamlid is aangegeven. Die signalen kunnen dan een aanknopingspunt zijn om vragen te stellen over de manier waarop het team omgaat met het onderwerp waarvan je weet dat niet alle teamleden tevreden zijn over de huidige gang van zaken. Je kunt je vragen motiveren met de signalen die je hebt gekregen tijdens het teamoverleg. Je gebruikt dan je eigen bevindingen zodat je het teamlid (de klokkenluider) erbuiten kunt laten. 'Kunnen jullie de planning wel iedere periode rond krijgen? In jullie vergadering merkte ik namelijk dat er wel wat verschil van mening bestaat over de mate waarin ieder teamlid verwacht wordt flexibel te zijn.'

Als de teamleden je uitnodiging om daarover te praten aannemen, kun je verder kijken of er afspraken te maken zijn waardoor de teamleden meer tevreden zijn. Als zij dat niet doen, kun je verder zoeken naar signalen waardoor je het pijnpunt 'bloot' kunt leggen. Maar, je mag de informatie die je hebt niet gebruiken, dus je werkt *achter* de schermen.

En soms, als dat allemaal blijkbaar geen reden is om in beweging te komen, zit er voor de coach niets anders op dan af te wachten tot het moment dat er een duidelijker vraag wordt gesteld.

De coach onderneemt altijd actie als hem iets in vertrouwen wordt verteld over zaken die niet wenselijk zijn in een team, en waar blijkbaar moeilijk over te spreken valt door de teamleden onderling.

ZE VRAGEN ME NIET TERUG

Als de teams vrij zijn om de coach wel of niet uit te nodigen, ligt er natuurlijk een gevaar op de loer, namelijk dat ze je *niet* uitnodigen. Vooral als de coach zich dat persoonlijk aantrekt en denkt dat hij zijn werk niet goed doet, kan het een pijnlijke ervaring zijn. Maar er kunnen verschillende redenen zijn waarom de coach niet of nauwelijks teruggevraagd wordt. Het heeft namelijk lang niet altijd met jouw kwaliteiten als coach te maken.

- Het team is heel goed in staat zelf de beslissingen te nemen en doet dat ook goed, de teamleden werken fijn samen. Kortom, de coach is inderdaad niet nodig. Geen redenen om je zorgen te maken dus.
- Er is onenigheid in het team en een of meer teamleden willen jou niet in het team en verbieden de andere teamleden contact met je op te nemen. Voor de teamleden die jou niet willen uitnodigen ben je blijkbaar een te grote bedreiging. Dit is wel een situatie om je zorgen over te maken. Niet over de manier waarop jij je werk uitvoert, maar over de voortgang binnen het team.
- Een van de teamleden, of iemand van een ander team, spreekt kwaad over je. Het team heeft daarom geen vertrouwen meer in je. Je komt daar niet zo gemakkelijk achter en ook dit is een situatie om je zorgen over te maken. Er is blijkbaar iets in jouw relatie met het team wat opgelost moet worden.
- Je hebt iets gedaan in de begeleiding, of doet dat regelmatig, waar de teams niet blij mee zijn, waardoor ze je niet meer uitnodigen. Uiteraard is dat niet prettig, maar wees blij dat je het hoort want dit is zeker een reden om in actie te komen.

Wat de reden ook is, als je merkt dat een team je gaat mijden is het belangrijk de relatie met het team te gaan herstellen. Ook als het team het heel goed doet, is het belangrijk om dat te weten en om toch regelmatig contact te houden. Het gaat nooit altijd goed en als er iets gebeurt in het team waar de teamleden zelf moeilijk uitkomen, ben je er wel op tijd bij om hulp te geven. In alle andere situaties heb je iets op te lossen en is het zaak de relatie met het team te verbeteren. Je kunt het team bijvoorbeeld bellen met de boodschap: 'Ik heb het vermoeden dat er iets mis is gegaan in ons contact en ik zou daar graag met jullie over praten. Wellicht dat ik een en ander kan toelichten.'

Ook tijdens het gesprek is het belangrijk te laten blijken dat je geïnteresseerd bent in de mogelijkheden die het team ziet om weer *on speaking terms* te komen. Een opmerking als: 'Op welke manier kan ik beter aansluiten bij jullie mogelijkheden, want ik begrijp dat ik nu te veel mijn ideeën aan jullie opleg' is coöperatiever dan wanneer je zegt: 'Ja, misschien dat ik niet altijd zeg wat jullie graag willen horen, maar anders krijgen jullie ook geen ideeën om de dingen anders te doen.' Met de laatste opmerking zit je in de verdediging en zal de relatie met het team waarschijnlijk niet worden verbeterd.

De coach dient een goede relatie met het team te onderhouden en alles wat dat in de weg staat op te lossen.

PRIVILEGES VANUIT HET VERLEDEN

Wanneer mensen wat langer in een organisatie werken, ontstaan er soms privileges waar de betreffende medewerker erg aan hecht. Vaak hebben zij er hun hele leven omheen gebouwd. Denk hierbij aan het al of niet draaien van bepaalde diensten, vaste vrije dagen of het gebruik van hulpmiddelen 'op kosten van de zaak'. Zolang er niets verandert blijven deze privileges wel gehandhaafd, maar als de organisatie verandert en deze mensen komen in andere teams te werken worden deze privileges waarschijnlijk ter discussie gesteld. De privileges kunnen niet altijd naadloos overgezet worden naar de nieuwe situatie. Maar ook als er nieuwe teamleden in een bestaand team komen werken kunnen zij vraagtekens zetten bij de werkbaarheid en actualiteit van eerder gemaakte afspraken.

De coach kan het team stimuleren met het teamlid in gesprek te gaan om te onderzoeken in hoeverre de redenen voor de bevoorrechte positie nog actueel zijn. Sonja kan ooit eens afgesproken hebben dat zij op woensdag nooit werkt omdat zij dan geen oppas heeft voor haar kinderen. Maar, als de kinderen de deur uit zijn is er eigenlijk geen grond meer voor handhaving van de afspraak. Sonja zou wel tegen kunnen sputteren want zij geniet van haar vrije woensdagen, maar er zou wel een gesprek moeten komen over de redelijkheid van het privilege. Als de andere teamleden duidelijk kunnen maken op welke manier het team in de knoop komt door deze afspraak is Sonja hopelijk voor rede vatbaar. De coach kan wel helpen om het belang van het team onder woorden te brengen. Soms is er geen belang en vinden de andere teamleden dat Sonja gewoon geen recht mag hebben op een vaste vrije dag, 'want dat hebben wij ook niet', terwijl er geen enkele belemmering is. Een goede oplossing in een dergelijke situatie is soms om iedereen een vaste vrije dag te geven. Maar er kan ook *wel* een belang zijn waarbij het even zoeken is naar de goede formuleringen. Dat was de simpele situatie.

Het wordt natuurlijk ingewikkelder wanneer iemand privileges heeft die actueel zijn en waar het team maar moeilijk mee uit de voeten kan. Sanne (een thuiszorgmedewerker) is bijvoorbeeld nachtblind en kan niet in het donker de weg op. Zij doet dus geen avonddiensten. En de nachtblindheid gaat nooit meer over, maar wordt alleen maar erger. Haar leidinggevende kon het altijd zó plannen dat dit geen probleem opleverde, maar toen werkte er zestig mensen in het team. Nu kiest de organisatie ervoor om te gaan werken in kleine, zelfsturende teams, en als een van de twaalf medewerkers geen avonddiensten werkt heeft dat direct consequenties voor andere teamleden. Deze zaak raakt iedereen, ook in de privésfeer. Bij dit soort situaties is de hulp van de coach vaak zeer gewenst want voor een team is dat lastig op te lossen. Omdat ieder teamlid belangen heeft, ook in de privésituatie, kunnen de emoties hoog oplopen.

De coach kan beginnen met het team te stimuleren om objectief te onderzoeken of Sanne werkelijk niet in het team kan functioneren (misschien is er wel sprake van 'het niet gunnen', 'het gewoon flauwekul vinden' of 'gelijke monniken, gelijke kappen'). Als het écht niet kan zou de coach samen met de medewerker kunnen gaan kijken naar andere mogelijkheden. Misschien is er een team waar het wel mogelijk is om geen avonddiensten te doen. Dan wordt het probleem dus teamoverstijgend en daar kan de coach een belangrijke taak hebben om de medewerker goed te helpen.

De coach neemt geen standpunten in over beslissingen die in het verleden door een ander zijn genomen. Hij oordeelt dus niet over wat al of niet redelijk is. Samen met het team worden de consequenties van in het verleden genomen beslissingen besproken.

DREAMTEAMS

Alle teams doen hun best het zo goed mogelijk te doen, daar mag je vanuit gaan. Dat is, het kan niet vaak genoeg gezegd worden, ook een van de pijlers waarop een zelfsturende organisatie rust.

Het lukt het ene team beter om alle problemen op te lossen dan het andere, en de coach heeft soms met het ene team meer 'een klik' dan met het andere.

Ook al heb je zelf het idee dat je ieder team hetzelfde behandelt, één opmerking kan het verschil maken. Als je zegt: 'Oh, maar team A heeft dat toch zo goed opgelost, daar kunnen anderen een voorbeeld aan nemen...' of 'Ik heb van de andere teams de gegevens al binnen, alleen van jullie team nog steeds niet.' Dan is het wel duidelijk dat team B, waar je op dat moment mee zit te praten, dus een brevet van onvermogen krijgt. Ze zouden zelfs een hekel kunnen gaan krijgen aan het A-team, juist omdat zij het zo goed doen. En dan werkt jouw opmerking averechts en stimuleer je de concurrentie tussen de teams.

Je kunt wel zeggen dat team A een oplossing heeft gevonden voor een vergelijkbaar probleem en misschien dat team B daar eens kan informeren. Een andere mogelijkheid is om de teams helemaal niet bij naam te noemen, maar (als je dan zo graag iets wilt zeggen over een ander team, maar waarom zou je dat eigenlijk doen?) een opmerking kunnen maken als: 'Laatst was ik bij een team en zij hebben een vergelijkbaar probleem zo opgelost. Zou dat iets voor jullie kunnen zijn?'

Laat nooit merken dat je uitstekend draaiende teams hebt bij teams die het minder goed doen.

HET AFRONDEN VAN HET GESPREK

De coach kan een geweldig goed gesprek met een team voeren en dan aan het eind ineens onzeker worden over hoe hij het gesprek zó kan afronden dat.... Ja, dat wát eigenlijk? Het antwoord is simpel; tijdens het gesprek laat je het team keuzes maken en laat je de verantwoordelijkheid bij hen, dus dat zou je tijdens de afronding van het gesprek ook kunnen doen.

Vaak probeer je op het eind toch nog even te kijken wat nu het resultaat was van het gesprek. Het lijkt wel of we ons pas goed voelen wanneer we concreet hebben kunnen bijdragen aan een tastbaar resultaat. Tegelijkertijd geeft dat een ongemakkelijk gevoel omdat het strijdig is met het principe dat je het team de leiding laat houden.

Dus stel je vragen als:

- 'Willen jullie het er nog eens over hebben of was dit voldoende?'
- 'Wat hebben we vanmiddag afgesproken?'
- 'Wat heeft dit gesprek jullie opgeleverd?'
- 'Wie kan aangeven wat de conclusies van vanmiddag zijn?'

Sommige coaches geven een opdracht:

- 'Denken jullie er nog eens over na.'
- 'Laat me maar even weten wat nu de conclusie van vanmiddag is.'
- 'Sturen jullie mij even een kopietje van het verslag, dan kan ik kijken of alles erin staat.'

En andere coaches geven een procesbeschrijving:

- 'Wat we vanmiddag gezien hebben is dat... , en wat jullie erg goed afging was...'

Als je het gesprek goed gevoerd hebt, dan weten jij *en* het team precies welke afspraken er zijn gemaakt, waar eventueel nog over nagedacht moet worden en hoe het proces is verlopen. Er hoeft dus niets te worden afgerond. Je zou misschien kunnen volstaan met: 'De tijd is om. Als ik weer iets voor jullie kan betekenen, dan weten jullie mij te vinden' of 'We zijn nog niet klaar, wanneer zullen we hierover verder praten.'

De coach rondt niet af.

BESTELLEN VAN DE AANDACHTSKAARTEN

Het is mogelijk om de schema's die in het boek staan te bestellen in een full colour, gelamineerde uitvoering. Op de voorkant van de kaart staat een schema en op sommige kaarten staat op de achterkant nog een aantal tips vermeld. Het formaat is A6 (10,5 bij 14,8 cm), dus de kaarten zijn gemakkelijk te bewaren in agenda, notitieboekje, jaszak of anderszins. Je hebt ze dan direct bij de hand op het moment dat je ze zou willen gebruiken.

Ga naar de internetsite www.ivs-opleidingen.nl voor meer informatie over de manier waarop de aandachtskaarten zijn te bestellen.

Op de volgende pagina's staan de vier beschikbare kaarten.

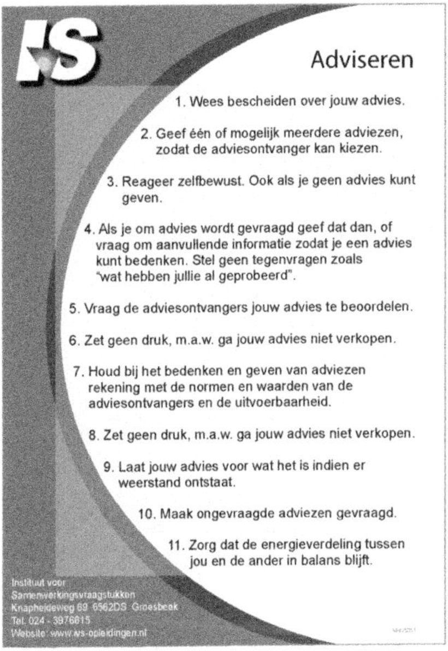
Adviseren
1. Wees bescheiden over jouw advies.
2. Geef één of mogelijk meerdere adviezen, zodat de adviesontvanger kan kiezen.
3. Reageer zelfbewust. Ook als je geen advies kunt geven.
4. Als je om advies wordt gevraagd geef dat dan, of vraag om aanvullende informatie zodat je een advies kunt bedenken. Stel geen tegenvragen zoals "wat hebben jullie al geprobeerd".
5. Vraag de adviesontvangers jouw advies te beoordelen.
6. Zet geen druk, m.a.w. ga jouw advies niet verkopen.
7. Houd bij het bedenken en geven van adviezen rekening met de normen en waarden van de adviesontvangers en de uitvoerbaarheid.
8. Zet geen druk, m.a.w. ga jouw advies niet verkopen.
9. Laat jouw advies voor wat het is indien er weerstand ontstaat.
10. Maak ongevraagde adviezen gevraagd.
11. Zorg dat de energieverdeling tussen jou en de ander in balans blijft.
Instituut voor
Samenwerkingsvraagstukken
Knapheideweg 69 6562DS Groesbeek
Tel. 024 - 3976615

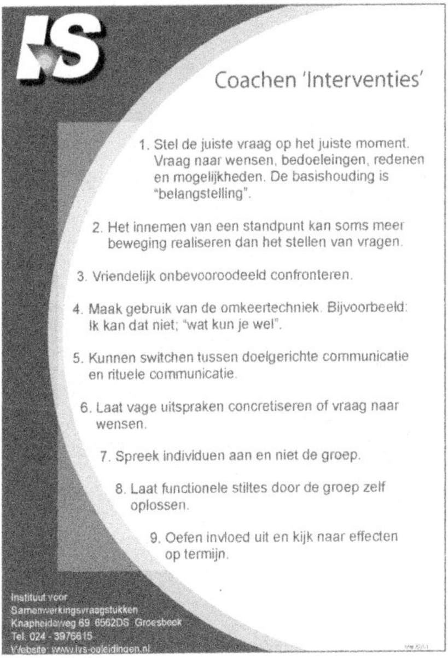
Coachen 'Interventies'
1. Stel de juiste vraag op het juiste moment. Vraag naar wensen, bedoeleingen, redenen en mogelijkheden. De basishouding is "belangstelling".
2. Het innemen van een standpunt kan soms meer beweging realiseren dan het stellen van vragen.
3. Vriendelijk onbevooroodeeld confronteren.
4. Maak gebruik van de omkeertechniek. Bijvoorbeeld: Ik kan dat niet; "wat kun je wel".
5. Kunnen switchen tussen doelgerichte communicatie en rituele communicatie.
6. Laat vage uitspraken concretiseren of vraag naar wensen.
7. Spreek individuen aan en niet de groep.
8. Laat functionele stiltes door de groep zelf oplossen.
9. Oefen invloed uit en kijk naar effecten op termijn.
Instituut voor
Samenwerkingsvraagstukken
Knapheideweg 69 6562DS Groesbeek
Tel. 024 - 3976615
Website: www.ivs-opleidingen.nl

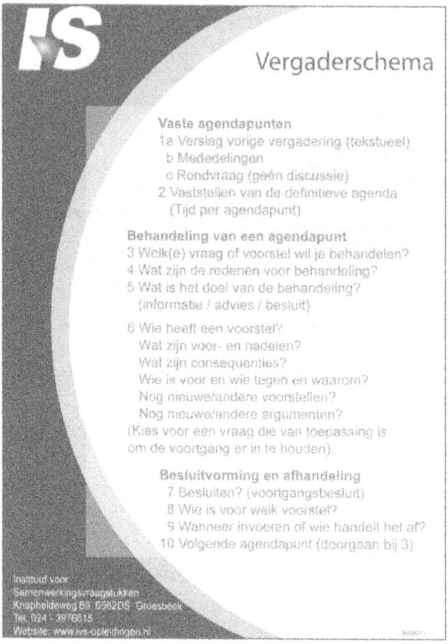
Vergaderschema
Vaste agendapunten
1a Verslag vorige vergadering (tekstueel)
b Mededelingen
c Rondvraag (géén discussie)
2 Vaststellen van de definitieve agenda
(Tijd per agendapunt)
Behandeling van een agendapunt
3 Welk(e) vraag of voorstel wil je behandelen?
4 Wat zijn de redenen voor behandeling?
5 Wat is het doel van de behandeling?
(informatie / advies / besluit)
6 Wie heeft een voorstel?
Wat zijn voor- en nadelen?
Wat zijn consequenties?
Wie is voor en wie tegen en waarom?
Nog nieuwe/andere voorstellen?
Nog nieuwe/andere argumenten?
(Kies voor een vraag die van toepassing is
om de voortgang er in te houden)
Besluitvorming en afhandeling
7 Besluiten? (voortgangsbesluit)
8 Wie is voor welk voorstel?
9 Wanneer invoeren of wie handelt het af?
10 Volgende agendapunt (doorgaan bij 3)
Instituut voor
Samenwerkingsvraagstukken
Knapheideweg 69 6562DS Groesbeek
Tel. 024 - 3976615
Website: www.ivs-opleidingen.nl

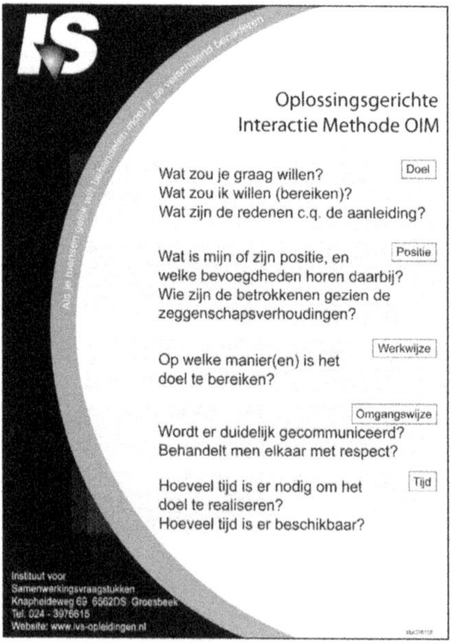
Als je mensen gelijk wilt behandelen moet je ze verschillend behandelen
Oplossingsgerichte
Interactie Methode OIM
Doel
Wat zou je graag willen?
Wat zou ik willen (bereiken)?
Wat zijn de redenen c.q. de aanleiding?
Positie
Wat is mijn of zijn positie, en
welke bevoegdheden horen daarbij?
Wie zijn de betrokkenen gezien de
zeggenschapsverhoudingen?
Werkwijze
Op welke manier(en) is het
doel te bereiken?
Omgangswijze
Wordt er duidelijk gecommuniceerd?
Behandelt men elkaar met respect?
Tijd
Hoeveel tijd is er nodig om het
doel te realiseren?
Hoeveel tijd is er beschikbaar?
Instituut voor
Samenwerkingsvraagstukken
Knapheideweg 69 6562DS Groesbeek
Tel. 024 - 3976615
Website: www.ivs-opleidingen.nl

Made in the USA
Las Vegas, NV
22 April 2026

45770033R00085